ISBN: 978-3-943231-52-6

e-Ratgeberverlag

Eduard Wingerter

Heinrich-Heine-Platz 16

D-76829 Landau in der Pfalz

Tel. +49 (0)6341 987 48 60

Fax +49 (0)6341 987 48 62

E-Mail: info@e-ratgeberverlag.com

Alle Inhalte unterliegen dem Copyright.

© Illustrationen Lars Kühl

Auflage 1 – Mai 2015

MAGENOPERIERT

... und nun?!

Ein Adipositas-Ratgeber von Betroffenen für Betroffene, Angehörige und Interessierte!

Maike und Lars Kühl

Zum Buch:

Dieser Ratgeber richtet sich an Menschen, die entweder kurz vor einer bariatrischen Operation stehen oder diese gerade hinter sich gebracht haben. Ebenso soll er eine Information für alle Angehörigen, Freunde oder Interessierte bilden.

In diesen Ratgeber sind die langjährigen Erfahrungen aus der Selbsthilfearbeit im Bereich Adipositas eingeflossen. Die Autorin ist selbst Schlauchmagenpatientin, der Autor hat seine Diplomarbeit der Zielgruppe XXL gewidmet.

Von den übrigen Diät-, Ernährungs- und Abnehmratgebern unterscheidet sich dieser allein schon durch seinen frechen Stil und die kritische Auseinandersetzung mit dem Thema.

Über die Autoren

Maike und Lars Kühl beschäftigen sich schon seit Jahren mit dem Thema Adipositas. Maike Kühl ist selbst Patientin und hat nach einer Schlauchmagen-Operation über 70kg verloren. Ihr Mann Lars ist Journalist und geht mit ihr „durch dick und dünn". Beide haben 2010 die Adipositas Selbsthilfegruppe Oberland im bayerischen Weilheim gegründet. Ihre Erfahrungen geben sie u.a. in Vorträgen oder (Fach-) Veranstaltungen an Betroffene und Angehörige weiter. Bekannt sind die Autoren u.a aus Bayern 1, 2 und dem Bayerischen Fernsehen.

Inhalt

VOR DER OP — 12

Der Schlauchmagen / Sleeve — 13
Das Magenband — 16
Der Magenbypass — 19

„THE DAY AFTER" — 21

Der Tag nach der OP — 21
Voraussetzungen für einen Erfolg — 22

DER NEUANFANG — 24

Ernährung – Säule 1 — 24
Neu essen lernen — 25
Lebensmittelkunde — 37
Das Kleingedruckte — 47
Psyche – Säule 2 — 53
Honeymoon — 54
Schlank und krank? — 56
Warum esse ich eigentlich? — 59
Motivation — 63
Sport/Bewegung - Säule 3 — 67
Grundumsatz vs Leistungsumsatz — 73

NACHSORGE – SÄULE 4	**77**
WIEDERHERSTELLUNG	77
MEDIZINISCHE NACHSORGE	78
SELBSTHILFE	79
PSYCHOTHERAPIE	80
FAZIT/ABSCHLUSS	81
RATSCHLÄGE UND TIPPS	**83**
LITERATUR	83
ADRESSEN	86
GLOSSAR	91
QUELLEN	**94**
DIE 10 LIGHT-SÄTZE – LISTE FÜR DIE TASCHE	**95**

Vorwort

Bücher und Ratgeber, die entweder das Paradies versprechen oder Mitleid heucheln gibt es zuhauf. Wir gehen nicht nur mit unserer Selbsthilfegruppe ungewöhnliche Wege, auch dieser Ratgeber soll anders sein. Hier findest Du die Wahrheit. Hier findest Du ungeschönt, was Dich nach einer Magen-OP erwartet – aber auch das Handwerkszeug um die Chance, die sich Dir nun bietet, sinnvoll und erfolgreich zu nutzen. Wenn Du den Weg mit uns gehen willst, mach Dich auf was gefasst!

Du denkst Magenverkleinerungen in Folge einer Adipositas Erkrankung sind in der heutigen Zeit zur Routine geworden? Stimmt. Für die betroffenen Patienten ist eine bariatrische Operation die Chance für einen kompletten Neuanfang.

Doch wird mit dem neuen Körper auch Dein Leben besser? Verschwinden Deine Probleme, nur weil Du jetzt schlank bist? Ja und nein. Geschönte oder schlecht recherchierte Berichte in den Medien vermitteln Dir ein falsches und unvollständiges Bild. Es werden Hoffnungen geweckt, die nicht selten enttäuschen müssen. Es gibt keinen einfachen Weg. Dein Weg zum Wunschgewicht ist immer steinig und schwer. Wer etwas anderes erzählt lügt. Eine Magen-OP kann lediglich eine Hilfe sein, den Weg in ein neues, leichteres Leben zu gehen- aber gehen musst Du diesen Weg selbst.

Sind wir zu hart? Unser Tonfall zu frech? Zu persönlich?
Gut! Dieser Ratgeber soll kein Ratgeber im herkömmlichen Sinn sein. Er soll aufklären, wachrütteln und provozieren. Aufklären über die Zeit nach der OP. Wachrütteln um Deine Chance aktiv zu nutzen. Provozieren, um Deine Sinne für einen bewussten Umgang mit dem Thema zu schärfen.

Tipps aus erster Hand. Für Dich als Betroffene/r ebenso, wie für Deine Angehörigen oder Freunde. Denn eine Lifestyle-Änderung schlägt Wellen, welche die Menschen um Dich herum fortspülen können, trifft man keine Vorbereitungen.

Der Weg zur Magenverkleinerung ist in fast allen Fällen identisch. Jahrelanger Kampf mit den Pfunden, Diäten, Jojo-Effekt, Hänseleien, Krankheiten. Irgendwann drückt Dir Dein Arzt einen Flyer einer Adipositas-Selbsthilfegruppe in die Hand. Deine erste Reaktion ist Empörung. Dann denkst Du nach und meinst, dass man ja mal hingehen könnte.
Nur dem Arzt zuliebe versteht sich.
Bei dem Treffen der SHG stellst Du dann fest, dass Du mit

Deinem Problem nicht allein bist. Du siehst die erfolgreich Operierten und denkst im Geheimen: „Das will ich auch!". Zuerst tust Du so, als ob eine OP für Dich nicht infrage kommt. Dann machst Du doch heimlich einen Termin im Adipositas Zentrum. Gehst zum Psychologen. Schreibst Deinen Antrag an die Krankenkasse und Bums hast Du die Genehmigung. Scheiße und jetzt?!

Spätestens jetzt musst Du Dich mit den Operations-Methoden auseinandersetzen. Nicht jede Methode ist für jeden geeignet. Zusammen mit Deinem Chirurgen sucht ihr dann einen passenden Weg aus.

Hier ist absolute Ehrlichkeit dem Chirurgen und Dir selbst gegenüber lebenswichtig!

Die falsche OP-Methode, nur weil Du vor dem Arzt ein gutes Bild abgeben wolltest, kann schreckliche Folgen für Dich haben. Du darfst auch nie vergessen, dass Du bei falscher Ernährung und Lifestyle mit jeder OP-Methode wieder zunehmen kannst!

Vor der OP

Die Entscheidung ist gefallen. Du weißt, was mit Deinem Magen passieren wird. Aber was sind die Unterschiede? Hier ein kleiner Überblick der gängigsten Operations-Methoden.

Der Magenballon

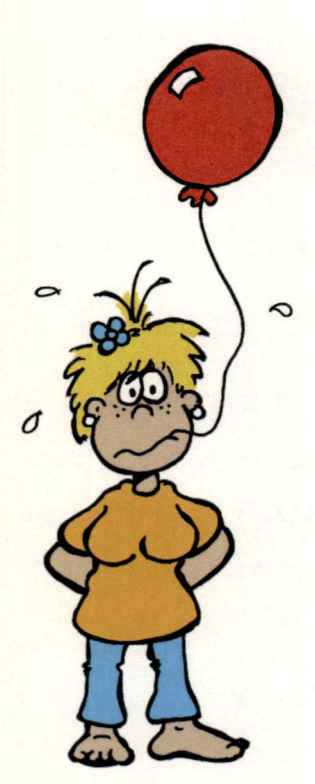

Der Magenballon ist ein mit einer gefärbten Kochsalzlösung gefüllter Ballon, der mittels einer Magenspiegelung in Deinen Magen eingesetzt wird. Da der Magenballon keine langfristige Lösung ist, wollen wir darauf in unserem Ratgeber nicht weiter eingehen. Ideal ist ein Ballon als vorbereitende Maßnahme, um vor einer Operation bereits Gewicht zu verlieren. Dies dient dann dazu, um Deine Risiken während einer Operation zu verringern.

Der Schlauchmagen / Sleeve

Keine Angst, Dein Magen wird weder durch einen Plastikschlauch ersetzt, noch macht man daraus Ärmel.

Der Schlauchmagen oder Sleeve ist ein sogenanntes restriktives Operations-Verfahren. Das bedeutet in etwa, dass sich da nix mehr rückgängig machen lässt. Bei dieser Methode wird ein großer Teil Deines Magens entfernt und nur ein schlauchförmiger Restmagen bleibt übrig. Du kannst diesen Restmagen mit einer kleinen Banane vergleichen. Mit dem entfernten Teil wird auch der Bereich entfernt, in welchem das Hungerhormon Ghrelin gebildet wird. Der verkleinerte Magen hat nach der Operation noch ein Füllvolumen von 150-200ml, was ungefähr einem Glas Wasser entspricht. Du kannst dann nur noch kleine Portionen zu Dir nehmen und es stellt sich rasch ein Sättigungsgefühl ein.

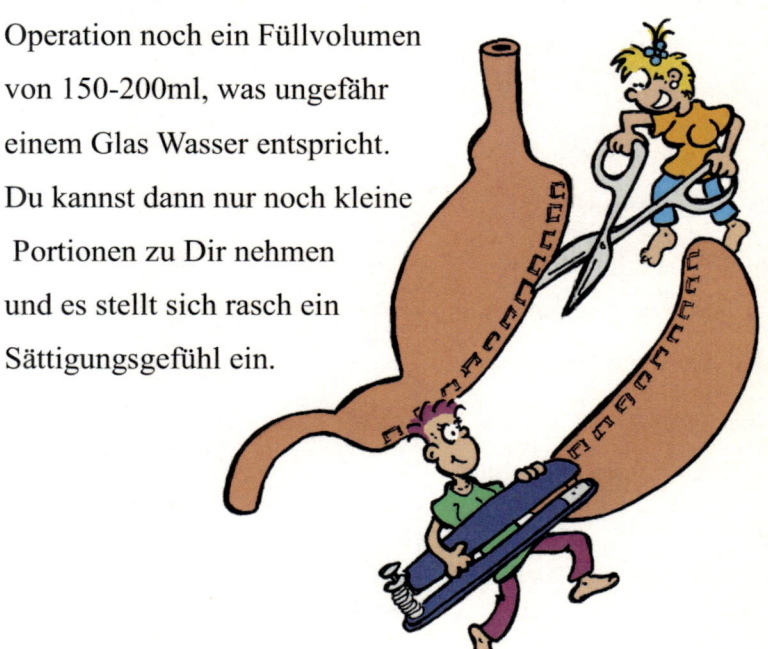

Vorteile	Nachteile und Komplikationen
Du verlierst rasch Gewicht! In den ersten zwei Jahren nach der OP können das 50-60% Deines Übergewichts sein.	In seltenen Fällen kann die Naht nach der OP undicht sein.
Der große Vorteil des Schlauchmagens ist, dass Deine Verdauung und der Verdauungsweg intakt bleiben. Auch eine Magenspiegelung ist weiterhin bei Dir möglich. Mangelerscheinungen wie Vitamin B-Mangel sind eher gering. Das OP-Risiko ist viel geringer als bei den anderen Methoden. Falls es nötig ist, kann der Schlauchmagen später in einen Magenbypass umgebaut werden.	Sodbrennen kann verstärkt werden. Bei falscher Ernährung kannst Du Deinen Magen auch wieder dehnen.

Verhalten

Du musst nach der OP unbedingt Deinen Ernährungsplan einhalten, um ein Reißen der Naht zu vermeiden! Du läufst sonst aus!

Du musst auch konsequent Deine Ernährung umstellen. Auch wenn es Dir nicht gefällt: Mit Bewegung steht und fällt der Erfolg.

Achtung

Für Binge- oder Sweet-Eater ist der Schlauchmagen ungeeignet! Auch der kleinste Magen lässt sich mit Süßigkeiten austricksen und mit Unmengen an Nahrung wieder dehnen!

Das Magenband

Ja, Du hast einen Fremdkörper in Dir. Das Silikon-Magenband wird um den oberen Teil Deines Magens gelegt. Dieses Band wird über einen Zugang (Port) von außen mit einer Kochsalzlösung gefüllt. Der Chirurg kann über diesen Port, der dicht unter der Haut sitzt, kontrollieren, wie stark das Band Deinen Magen einengt. Je nachdem wie eng das Band eingestellt ist, passt in den oberen Teil (Vormagen) mehr oder weniger Nahrung.

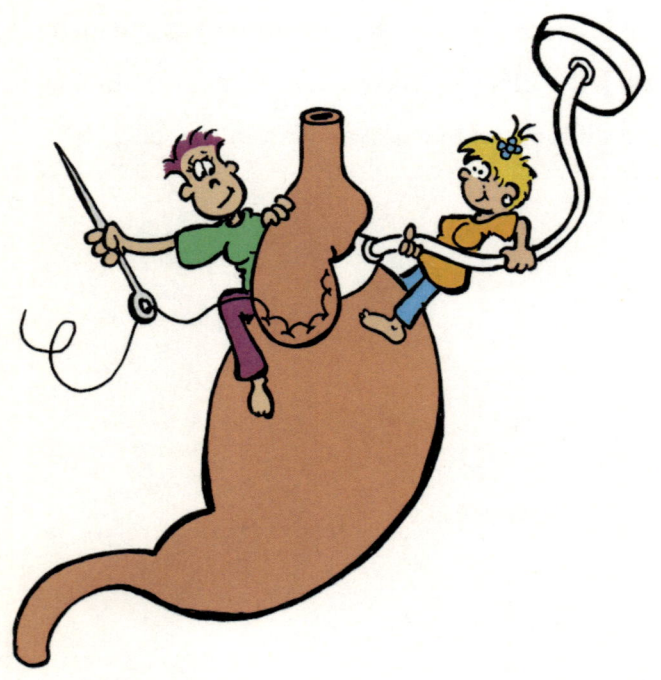

Vorteile	Nachteile und Komplikationen
Auch beim Magenband hast Du einen raschen Gewichtsverlust. Wie beim Schlauch kann der in den ersten zwei Jahren bei 50-60% Deines Übergewichts liegen. Das Magenband ist die Methode, die bei der Operation am wenigsten Probleme bereitet. Dein Magenband bleibt meist Dein Leben lang in Deinem Körper. Das Magenband ist auch jederzeit wieder entfernbar. Du hast nur selten Mangelerscheinungen.	Im Lauf der Zeit wird Dein Band anfällig. Es muss gepflegt werden. Du musst damit regelmäßig zum „TÜV". Du kannst Probleme durch zu starke oder zu schwache Blockung bekommen und sogar ein Verrutschen des Bandes ist möglich. Sollte das Band entfernt werden, ist Dein Magen wieder so groß wie früher. Nach Jahren kann Dein Magen dort, wo das Band sitzt, Narben bilden.

Verhalten

Um mit Deinem Magenband Erfolg zu haben, benötigst Du eine große Disziplin. Regelmäßiger „TÜV" in der Adipositas-Sprechstunde ist Pflicht. Auch beim Band musst Du konsequent Deine Ernährung umstellen und dann ist da ja noch das mit der Bewegung ...

Achtung:

Für Binge- oder Sweet-Eater ist das Magenband ungeeignet! Besonders flüssige Naschereien interessiert ein Magenband nicht wirklich – und der Rest vom Magen ist ja noch groß!

Der Magenbypass

Nichts für schwache Nerven! Der Magenbypass ist die schwierigste der Methoden. Bei der Magenbypass-Operation wird Dein Magen komplett durchtrennt. Der Chirurg bildet dann mit dem Rest einen Vormagen mit ca. 15 bis 20 ml Volumen (das ist etwa soviel, wie in Deiner Nasentropfenflasche ist). Dein Dünndarm wird hinter dem Zwölffingerdarm ebenfalls durchtrennt und an diesen neuen Vormagen angeschlossen. Dein restlicher Magen und Dein Zwölffingerdarm werden so im Verdauungsweg umgangen (Bypass).

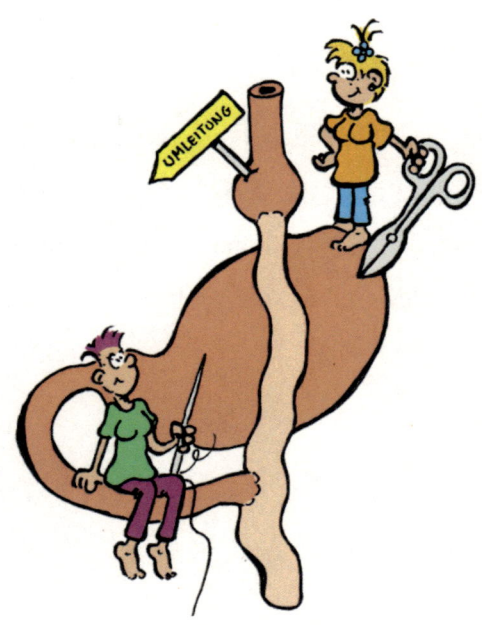

Vorteile	Nachteile und Komplikationen
Du verlierst rasch an Gewicht. In den ersten zwei Jahren können das 70-80% Deines Übergewichts sein. Es gibt in der Regel auch geringere Langzeitkomplikationen als beim Magenband.	Du kannst ein sogenanntes Dumping bekommen. Das ist eine Art Unterzuckerung. Schwindel, Schweißausbruch oder Ohnmacht gehören zum Dumping dazu. Sturzartige Durchfälle sind auch keine Seltenheit.

Verhalten

Dir muss klar sein, dass Du lebenslang mit Deinem Arzt und Deiner Ernährungsberatung zusammenarbeiten musst. Da Du mit Deinem Bypass leicht Mangelerscheinungen bekommen kannst, muss auch regelmäßig Dein Vitaminstatus und Deine Blutwerte kontrolliert werden.

Achtung

Für Binge- und Sweet-Eater gut geeignet! Süßes wird gleich mit Dumpings bestraft.

„The Day after"

Der Tag nach der OP

In manchen Fällen dauert es Jahre, in anderen nur Wochen. Die Zeit zwischen dem Abschicken des Antrags und dem Tag der OP. Es ist egal, wie lange Deine Vorbereitungszeit war, die Du hattest, um Dich auf den großen Moment, das neue Leben vorzubereiten. Am Tag nach der OP ist das erste Gefühl immer gleich: „Scheiße! Was habe ich getan."
Nach der Euphorie vor der OP erwartet Dich nun der Kater danach. Deine OP-Wunden tun weh, Dein Kopf brummt von der Narkose, die Zugangswunden sind noch mit dieser orangefarbenen Tinktur eingepinselt. Egal, ob Du jetzt einen Fremdkörper in Form eines Magenbandes in Dir trägst, Dir der halbe Magen weggeschnippelt wurde oder Dein Darm ab sofort einen Bogen um den Magen macht...Du fühlst Dich erstmal lausig. Dazu kommt, dass Du auf Dich allein gestellt bist. Niemand kann nachempfinden, was in Dir vorgeht. Mit einem Schnitt (na gut, bis zu 8 kleine Schnitte je nach Methode) ist Dein Leben ein anderes. Klar hast Du vorher mit Ärzten und Therapeuten gesprochen, im Idealfall regelmäßig die Selbsthilfegruppe besucht. Klar hast Du Bücher und Internetforen gelesen. Klar weißt Du es. Dennoch können Dritte, selbst aus der Familie oder enge Freunde, nur bedingt nachempfin-

den, was Du gerade körperlich und psychisch durchmachst. Selbst weißt Du es, kommst aber alleine nur schwer mit der veränderten Situation klar. Zu allem Überfluss hast Du auch noch – Hunger – oder zumindest Appetit. Doch was erwartet Dich im Idealfall? Brühe, Tee, bestenfalls ein Joghurt. Dann hast Du Glück gehabt. Läuft es nicht so rund, erwartet Dich ganz normales Krankenhausessen – dann hat die interne Unternehmenskommunikation der Klinik versagt. Isst Du das jetzt auch noch, dann hast Du die Wochen und Monate vor der OP wohl in geistiger Abwesenheit verbracht ...

Voraussetzungen für einen Erfolg

Die Voraussetzungen bzw. das Rüstzeug für eine erfolgreiche und vor allem dauerhafte Abnahme nach einer OP hast Du eigentlich schon vor der OP erhalten.
Das sogenannte Multimodale-Konzept beinhaltet alle wichtigen Punkte. „Multi-Was?" werden manche nun fragen. Nun, das ist das, was ursprünglich mal als Voraussetzung für eine OP-Genehmigung gedacht war. Das Zusammenspiel zwischen Chirurgie, Selbsthilfe, Ernährungsberatung und Psychologie. Na, dämmert es? Wenn Du Dir nicht nur Bescheinigungen abgeholt hast, sondern diese Angebote auch genutzt hast, bist Du klar im Vorteil nach einer OP. Dann hast Du Deine Hausaufgaben gemacht. Weißt im Idealfall, was auf Dich zukommt.

Denn eine Magenoperation ist nicht die Lösung des Problems, sondern nur der Anstoß für die Lösung. Ein Hilfsmittel, oder wenn Du so willst: eine Krücke. Für den Erfolg bist Du selbst verantwortlich – niemand anders! Die vier Elemente des Multimodalen-Konzeptes gelten in ähnlicher Form auch für die Zeit „danach". Wir sprechen auch ganz gerne vom 4-Säulen-Konzept. Auf diesen Säulen baut eine erfolgreiche und dauerhafte Abnahme auf.

Die vier Säulen sind:
      1. Ernährung   2. Psyche
      3. Bewegung   4. Medizinische Nachsorge

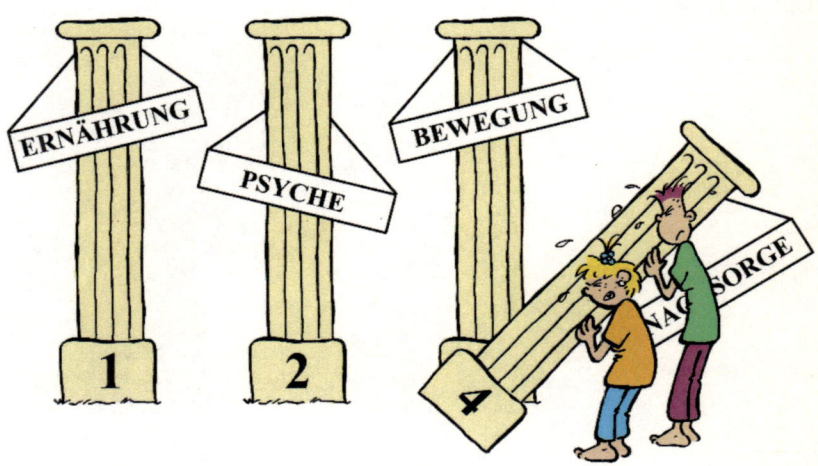

Der Neuanfang

Ernährung – Säule 1

Dreh- und Angelpunkt eines Neubeginns ist die Ernährung. Natürlich hast Du schon zig Ernährungsschulungen hinter Dir. Natürlich weißt Du, wie man kochen soll. Oder besser: Kochen sollte. Also, versuchen sollte zu kochen. Der Alltag steht im Weg – stimmts? Ausreden! Wer wirklich im Weg steht, ist Dein innerer Schweinehund. Einfach so ins Tierheim abschieben lässt der sich leider nicht, aber mit ein paar einfachen Tricks kannst Du diesen Schweinehund dressieren.

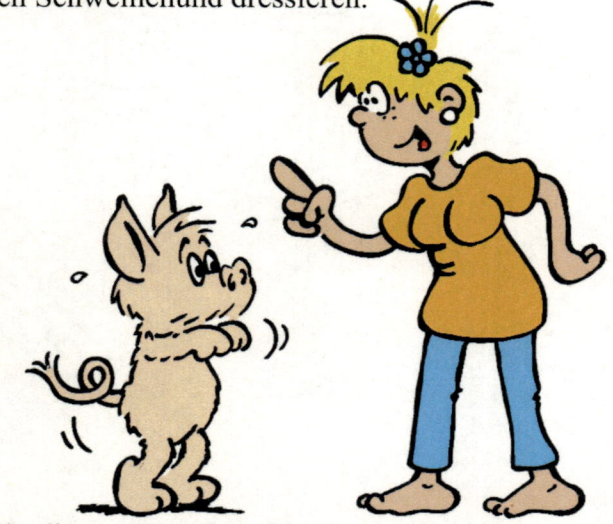

Wir zeigen Dir in diesem Ratgeber den einen oder anderen Trick.

Neu essen lernen

Deine Magen-OP ist in der Tat wie eine Neugeburt. Und wie ein Baby musst auch Du neu essen lernen. Alte Gewohnheiten müssen abgelegt werden, alte Vorlieben ebenfalls. Manchmal leider auch das Lieblingsessen.

Doch keine Panik! Dein Geschmack wird nach einer OP ein anderer sein. Du wirst Gewürze und Aromen neu entdecken. Durch die Schonkost nach einer OP können sich Deine Geschmacksnerven erholen. Ähnlich geht es Rauchern, wenn sie mit dem Qualmen aufhören und plötzlich wieder riechen können.
In vielen Fällen sind die Geschmacksnerven verkümmert, überanstrengt. Zucker, Geschmacksverstärker, Fett usw. haben Deine Rezeptoren neutralisiert.

Also freu Dich auf neue Geschmackserlebnisse. Die kleinen Portionen, die Du nach einer OP noch zu Dir nehmen kannst, dürfen also gerne auch lecker sein!

Ernährungstagebuch

Sicher kennst Du das noch aus der Zeit vor der OP. Das Ernährungstagebuch. Jetzt kommt es wieder zum Einsatz. Sei absolut ehrlich dabei. Du tust Dir keinen Gefallen, wenn Du die Einträge schönst. Nur so können Du und Dein(e) ErnährungstherapeutIn ermitteln, wo Du eventuell noch etwas „nachbessern" solltest.

Merke: die vier Ws:
Was	*Was* habe ich gegessen/getrunken
Wann	*Wann* habe ich zugeschlagen
Wo	Tatort
Wie viel	*Wie viel* habe ich zu mir genommen

Für alle, die noch nie so etwas gesehen haben (oder es vergessen haben), ist hier noch mal ein Muster-Ernährungstagebuch (vor der OP).

Frühstück

Was	Wann	Wo	Wie viel
Knusper Müsli	8:00 Uhr	Küche, im Stehen	50 gramm
Milchkaffee	8:00 Uhr	Küche, im Stehen	1 Tasse

Zwischenmahlzeit

Was	Wann	Wo	Wie viel
Banane	10:00 Uhr	Schreibtisch	1 Stück

Mittagessen

Was	Wann	Wo	Wie viel
Spaghetti Bolognese	12:00 Uhr	Kantine	1 Portion
Cola	12:00 Uhr	Kantine	0,5 l

Zwischenmahlzeit

Was	Wann	Wo	Wie viel
Latte macchiato	15:00 Uhr	Kantine	1 Glas

Abendessen

Was	Wann	Wo	Wie viel
Mischbrot	19:00 Uhr	Zuhause, Esstisch	2 Scheiben
Aufschnitt	19:00 Uhr	Zuhause, Esstisch	2 Scheiben
Käse	19:00 Uhr	Zuhause, Esstisch	1 Scheibe
Tomate	19:00 Uhr	Zuhause, Esstisch	1 Stück
Butter	19:00 Uhr	Zuhause, Esstisch	40 Gramm
Apfelschorle	19:00 Uhr	Zuhause, Esstisch	0,5 Liter

Zwischenmahlzeit

Was	Wann	Wo	Wie viel
Käsenachos	22:00 Uhr	Bar	1 Portionen
Cocktail	23:00 Uhr	Bar	1 Glas
Wein	01:30 Uhr	Zuhause, Couch	1 Glas

Handwerkszeug

Um essen zu können benötigst Du neben Nahrung idealer Weise auch Handwerkszeug, sonst gibt es eine Schweinerei. Teller, Gabel, Messer, Löffel – klingt logisch? Ist es aber nicht! Denn neu Essen lernen bedeutet auch die Werkzeuge neu kennenzulernen. Fangen wir mit dem Teller an. Nehmen wir einen normalen Essteller, dann sieht die Portion für einen Operierten einfach lächerlich aus. Moderne Kunst, etwas Malerei am Teller. Das Auge isst zwar mit, aber bei Bewusstwerden dieser Mini-Portion wird Essen schnell zum Frust. Abhilfe schafft ein Dessertteller oder ein Kinderteller – und „schwups" hat man einen gefüllten Teller vor sich stehen und die Frustrate sinkt etwas. Wo Du früher geschlungen hast, ist jetzt langsames Essen angesagt. Also weg mit der normalen Gabel und dem Löffel! Kuchengabel und Teelöffel verlangsamen den Genuss automatisch. Wichtig wie bei so vielen Dingen: Nicht von Dritten beirren lassen! Dann sollen sie halt auf den Kinderteller und die Kuchengabel gaffen. Dir muss es egal sein!

Mengenlehre

Oh nein! Auch noch Mathe beim Essen? Unbedingt! Vor allem aber gesunder Menschenverstand! Dein Magen und Deine Augen sind sich nicht immer einig, was die Portionsgröße angeht. Auch darum den kleinen Teller nehmen. Schnell sind im wahrsten Sinne des Wortes „Die Augen wieder größer als der Magen". Aber merk Dir auch: Es ist keine Schande etwas stehen zu lassen!

Geschwindigkeit

In der Langsamkeit liegt die Kraft. Lass Deinem Magen Zeit! Niemand nimmt Dir etwas weg. Sicher ist es nicht immer einfach in der heutigen Zeit auch noch die Essgewohnheiten „zu entschleunigen", doch wenn Du Deinem Magen und dem Verdauungssystem etwas Gutes tun möchtest, dann gönn ihm Zeit.

Mahlzeit

Es heißt nicht umsonst „Mahlzeit". Zeit für das Mahl. Plane feste Essenszeiten ein. So kannst Du es vermeiden, zum Daueresser zu werden. Du hältst ein kleines Hüngerchen leichter durch, wenn Du weißt, dass es ja in einer Stunde etwas Vernünftiges zu Essen gibt.

Rituale (Esskultur)

Damit sind wir auch schon beim Thema Rituale. Mach Deine Essenszeiten zu einem Mini-Wellness-Urlaub. Sorge für eine angenehme Atmosphäre. Lass Dich nicht ablenken, damit Du Dich bewusst auf den Akt des Essens konzentrieren kannst. Genuss bedeutet auch die Atmosphäre rund um unsere Mahlzeit, die Optik der Speisen, den Geruch wertzuschätzen.

Spaß und Genuss

Wichtig hierbei ist, dass Essen Genuss sein soll. Es soll Spaß machen und keine lästige Zufuhr von Fett und Kohlehydraten sein. Dennoch soll Essen aber auch Nahrungsaufnahme bleiben und nicht den Dreh- und Angelpunkt Deines Lebens bilden! Du hast eine Mahlzeit vergessen, weil Du zu beschäftigt mit Deinem Hobby, Freunden oder einem guten Buch warst? Bravo!

Trinken

Was sollen wir trinken? Gleich vorne weg: So leid es mir tut – Alkohol nur selten und wenig! Das sind nämlich Kalorien, die Du Dir sparen kannst und solltest. Gleiches gilt für Fruchtsäfte und Softdrinks in jeder Variation. Je nach OP-Methode sind auch kohlensäurehaltige Getränke schwierig. Was bleibt sind Tees und stille Wasser. Jetzt nicht gleich frustriert sein! Tees können durchaus schmecken und ein Spritzer Saft hat noch keinem Wasser geschadet. Versuch doch einmal so exotische Drinks wie Ginger Ale-Schorle – mit stillem Wasser verdünnt werden die süßen Soft-Drinks wieder interessant. Nimm einen Krug Wasser und schneide frische Früchte hinein. Aufgepeppt wird das Ganze mit etwas Ingwer. Nicht nur optisch ein Genuss! Aufpassen musst Du auch bei dem richtigen Zeitpunkt für das Trinken. Entweder vor oder nach der Mahlzeit, auf keinen Fall während. Sonst gerätst Du in Streit mit Deinem Band, Schlauch oder Bypass. Die aufgenommene Nahrung verdünnst Du dann nämlich wieder und sie rutscht schneller Richtung Darm. Die PET wird Dein ständiger Begleiter. Dadurch, dass Du nicht mehr gleichzeitig Essen und Trinken kannst bzw. solltest, musst Du Deinen Flüssigkeitsspiegel außerhalb der Mahlzeiten auffüllen. Gewöhne Dir an, immer eine kleine Flasche mit stillem Wasser bei Dir zu haben. Hier gibt es auch schöne verschließbare Flaschen im Trecking- oder Campinghandel.

Kaufverhalten

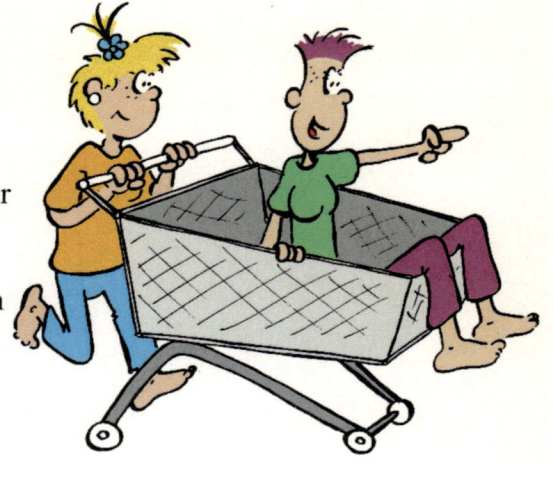

Nicht nur Deine Figur ändert sich. Was sich auch ändern muss, ist Dein Kaufverhalten bei Lebensmitteln!

Früher sind vielleicht eher Softdrinks (egal ob Light oder Normal), Fertigprodukte und Tiefkühlpizza in Deinem Wagen gelandet. Jetzt musst Du ein Auge darauf haben, was Du kaufst! Selbst die teuerste Wurst ist nicht unbedingt auch die Beste. Fett, Zucker, Geschmacksverstärker und noch so ein paar nette Stoffe machen den Genuss zum Abenteuer. Nicht nur, dass sie Übergewicht fördern, sie sind auch noch gesundheitsschädlich.

Also immer auf das Kleingedruckte der Inhaltsstoffe achten! Du wirst manche böse Überraschung erleben!

Nimm Dir die Zeit, um im Supermarkt die Inhaltsstoffe durchzulesen. Das dauert zwar, und manchmal braucht man eine Lupe, lohnt sich aber. Die paar Kunden und Verkäufer, die merkwürdig gucken, wenn Du am Regal die Lupe herausholst, kannst Du getrost ignorieren.

Welche Lebensmittel sind geeignet?

Nun, die Frage, welche Lebensmittel nach einer Magen-OP geeignet sind, ist nicht leicht zu beantworten. Jeder Körper reagiert anders. Jeder hat andere Vorlieben und Abneigungen. Auch ist die Ernährung je nach Methode etwas anders. Ausgewogenheit ist nach wie vor wichtig. In jedem Fall musst Du Dich mit Deiner ErnährungstherapeutIn abzusprechen. Es gibt aber ein paar Erfahrungen, die für alle Methoden gleich sind.

Nudeln
gehen bei den meisten ganz gut. Besonders mit einer leichten Sauce rutschen sie auch gut. Eine Ausnahme bilden Spaghetti. Sie rutschen zwar gut, landen aber fast ungekaut im Magen. Dort bereiten sie einige Probleme. Besonders mit einem Magenband.

Fleisch
kann zum Problem werden, wenn es zäh und faserig ist. Rind bereitet die meisten Probleme. Generell kann man sagen, dass weißes Fleisch, wie Huhn oder Fisch gut klappt, rotes Fleisch wie Schwein oder Rind eher als Hack.

Auch faseriges Gemüse

wie Spargel oder Fenchel sind schwierig. Hier hilft es, das Gemüse vor dem Kochen in kleine Stücke zu schneiden.

Süßes

... geht leider in den meisten Fällen. Wer absolut nicht auf die Ersatzdroge Schokolade verzichten kann, sollte sich angewöhnen, die Tafel stückchenweise einzufrieren. Immer, wenn der Schoko-Jieper kommt, einfach ein tiefgefrorenes Schokostück langsam im Mund zergehen lassen. So hat man länger etwas davon und meist bleibt es dann auch bei einem Stück und nicht gleich der ganzen Tafel.

Allerdings können manche Süßigkeiten für Ärger sorgen. Besonders beim Bypass wird der süße Genuss mit Durchfall oder einem Dumping bestraft. Also lieber auf ein absolutes Minimum reduzieren oder gleich ganz weglassen.

Bei Getränken

sollte man auf Alkohol verzichten (wegen der Kalorien!). Auch kohlensäurehaltige Getränke sind schwierig. Das Blubbern wird Dir Dein Magen sehr übel nehmen.

Lebensmittelkunde

Wie Süß!

Nein, gemeint ist nicht Deine Figur nach erfolgreicher Abnahme. Sondern der Zucker, der uns immer und überall begegnet. Laut der Weltgesundheitsorganisation WHO sollten nicht mehr als knapp 50g Zucker am Tag aufgenommen werden. Das sind etwa zehn Prozent der Tages-Kaloriendosis! Das kommt schnell zusammen, wenn Du bedenkst, dass Zucker auch in Fertigprodukten, Süßigkeiten, Softdrinks usw. drin steckt. Mit einem Teelöffel Marmelade und 50g Gummibärchen (das sind wahnsinnige 25 Stück!) hast Du Deine Tagesdosis Zucker bereits überschritten! Die EU hat diesen Grenzwert mal locker auf 90g Zucker am Tag erhöht und danach richtet sich leider auch die Prozentangabe auf den Packungen!
Zucker ist nicht nur eine der Ursachen für Karies. Das süße Zeug ist mitverantwortlich für Übergewicht und Adipositas, sowie viele Krankheiten wie Diabetes Mellitus Typ II oder Herz-Kreislauf-Erkrankungen. Nicht zu vergessen – Zucker macht süchtig! Dein Körper schüttet bei Süßem den Stoff Dopamin aus. Laut dem American College of Neuropsychopharmacology wirkt Zucker auf das Gehirn ähnlich wie Morphine,

Kokain und Nikotin. Zucker macht glücklich und Dein Körper will mehr davon, und noch mehr, und noch mehr, und ...

Zucker unter falscher Flagge

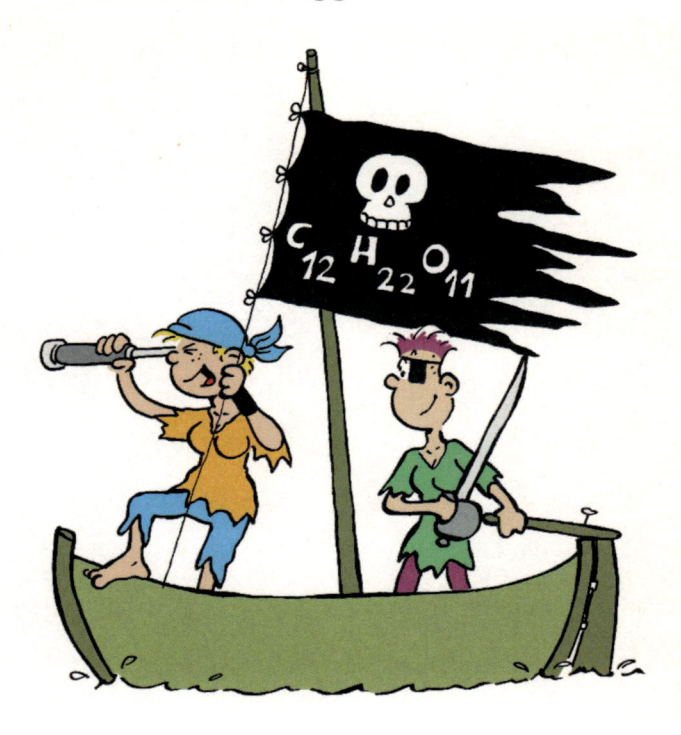

Da Zucker inzwischen mit seinem schlechten Ruf kämpft, hat sich die Industrie etwas einfallen lassen. Wir nennen Zucker einfach nicht Zucker. Es gibt mehr als 20 Decknamen, hinter denen sich nicht weiter als Zucker verbirgt.

Mit einer einfachen Faustregel kannst Du die meisten Pseudonyme leicht erkennen:

Alles, was auf "-ose" oder "-sirup" endet, ist Zucker!

Liste der häufigsten Decknamen:

- Saccharose
- Glucose
- Fructose
- Fruchtzucker
- Traubenzucker
- Raffinose
- Glucose-Sirup
- Fruktose-Sirup
- Glucose-Fructose-Sirup
- Traubensüße

- Dextrose
- Sukrose
- Fruchtsüße
- Kandis
- Melasse
- Laktose (Milchzucker)
- Invertzucker
- Maltose
- Malzzucker
- Maltodextrin

Ebenfalls als „Zucker" gelten Frucht-Dicksäfte (z.B. Birnendicksaft), Honig, Ahorn- oder Akaziensirup.

Fruchtzucker

Klingt doch viel gesünder als Zucker. Oder? Dabei ist die Fructose sogar noch gefährlicher. Fructose wird wesentlich schneller in Körperfett umgewandelt als normaler Zucker. Das Sättigungsgefühl ist auch geringer, weil kein Insulin ausgeschüttet wird. Auch eine Fettleber kannst Du dem übermäßigen Verzehr von Fructose verdanken – ganz ohne Alkohol! Also besser die Fructose im Obst lassen, wo sie hingehört.

Süßstoff

Kein Problem wirst Du jetzt denken, dann nehme ich halt Süßstoff. Doch diese meist chemischen Süßmittel sind auch nicht ohne.

Diese künstlichen Süßmacher steigern oft den Jieper nach Süßem noch zusätzlich. Die Wissenschaftlerin Susan Swithers von der Purdue Universität bemerkte, dass der Körper, wenn er Süßstoff bekommt, denkt: „Ups, da kommt Zucker!" und schüttet Insulin aus. Dieses fühlt sich veräppelt und löst dann Heißhunger aus, um doch noch was zu tun zu bekommen. Es gibt Studien, die bestätigen, dass mit ca. einen halben Liter Light-Brausen täglich das Adipositasrisiko um über 40% steigt. Du tust Dir auf Dauer auch mit Aspartam, Cyclamat, Sucralose und Co. nichts Gutes. Aspartam enthält Methanol, welches ab ca. 30°C in Formaldehyd verwandelt wird
(Deine Körpertemperatur liegt so zwischen 36°C und 37°C).

Cyclamat steht in Verdacht Bluthochdruck auszulösen, zeugungsunfähig zu machen und im schlimmsten Fall das Erbgut zu verändern. Sucralose wird aus Chlor gewonnen, auch lecker. Es gibt von der WHO zwar den sogenannten ADI-Wert, der besagt ab wann ein Süßstoff gesundheitsschädlich sein kann, dies ist aber kein Grenzwert für gefährliche Inhaltsstoffe.

Also solltest Du lieber weniger als mehr Süßstoff zu Dir nehmen. In geringen Mengen können Süßstoffe wie Thaumatin (E957) unbedenklich sein – hier freut sich aber schon die Genforschung auf neue Frankenstein-Produkte. Guten Appetit!

Aber auch die Psyche ist wieder mit im Spiel!
Nach einer amerikanischen Studie kommt der Körper nicht damit klar, dass Süßstoff zwar süß schmeckt, aber keine Energie liefert und auch nicht satt macht. Also bekommt man was? Richtig, Hunger!
Ergebnisse französischer Forschungen lassen vermuten, dass Süßstoffe süchtig machen können. Das süchtig machende Potential ist sogar stärker als die von Kokain und Heroin.

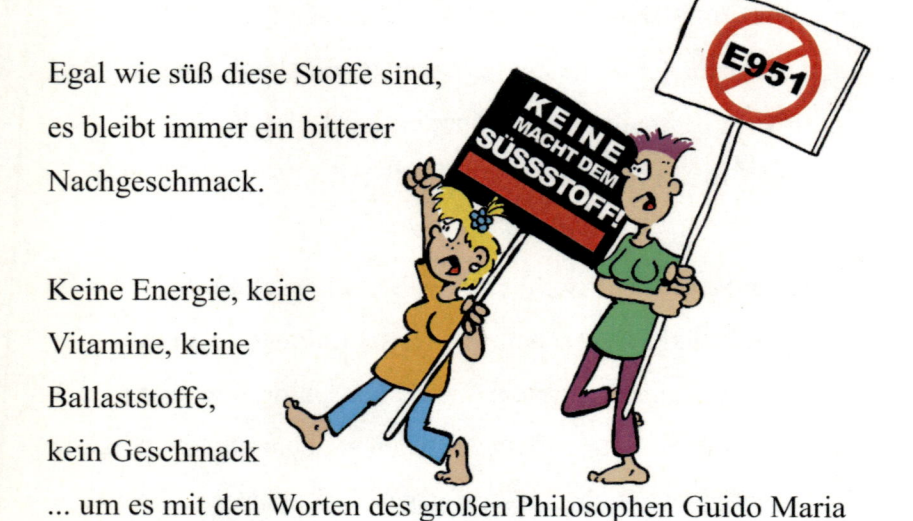

Egal wie süß diese Stoffe sind, es bleibt immer ein bitterer Nachgeschmack.

Keine Energie, keine
Vitamine, keine
Ballaststoffe,
kein Geschmack
... um es mit den Worten des großen Philosophen Guido Maria Kretschmer zu sagen: „Das tut nichts für dich!"

Natürliche Alternativen

Zum Glück gibt es natürliche Zucker- und Süßstoffalternativen. Leider enthalten aber viele Fructose. So der als Alternative beliebte Agavendicksaft. Der Sinn eines Zuckerersatzes wird somit ad absurdum geführt.

Relativ neu auf dem Markt ist Stevia. Stevia wird aus der Stevia rebaudiana – Pflanze gewonnen. Es ist 15 Mal süßer als Zucker und ist praktisch kalorienfrei. Leider haben manche Stevia-Produkte einen leicht bitteren Nachgeschmack. Dass Stevia Krebs oder andere Krankheiten verursachen soll, konnte inzwischen widerlegt werden und ist auf Lügen der Industrie zurückzuführen. Somit ist Stevia zurzeit die einzige wirkliche Alternative zu Zucker und Süßstoffen.

Voll Fett

Gute Fette, schlechte Fette. Das ist keine neue Soap auf einem Privatsender, sondern eine wichtige Unterscheidung. Aber fangen wir vorne an. Was ist Fett? Nun, in jedem Fall ist Fett ein Geschmacksträger. Die fette Salami schmeckt eben besser als die „fettreduzierte" Variante. Trotzdem Dein Körper braucht Fett. So kannst Du die Vitamine A, D, E und K nur mit Fett aufnehmen. Das Gemeine ist, dass überschüssiges Fett vom Körper „für schlechte Zeiten" eingelagert wird. Was für unsere Vorfahren ein klarer Vorteil war, ist heute Hüftgold. Selbst in schlechten Zeiten haben wir in der heutigen Zeit genügend (Ungesundes) zu essen. Auch die Kalorien sind nicht ohne. Fett hat im Durchschnitt doppelt soviel Kalorien wie Kohlenhydrate oder Eiweiß. Dann war da ja noch die Sache mit den gesättigten, ungesättigten und Trans-Fettsäuren. Mit Vorsicht zu genießen sind die Trans-Fettsäuren. Sie entstehen künstlich bei der Härtung von Fetten, wie sie z.B. in Chips enthalten sind. Tierische Fette in Butter oder Wurst sind in der Regel gesättigte Fettsäuren. Die ungesättigten finden sich in pflanzlichen Produkten oder Fisch. Die ungesättigten sind die gesunden Fettsäuren!
Die Deutsche Gesellschaft für Ernährung empfiehlt, dass ein Erwachsener nicht mehr als 60g – 80g Fett am Tag zu sich nehmen sollte.

Umami - Geschmackssache

Umami ist japanisch und heißt übersetzt soviel wie „köstlich". Hinter diesem schicken Namen verbirgt sich nichts anderes als der Geschmacksverstärker Glutamat. Mit köstlich hat das nichts mehr zu tun. Geschmacksverstärker dienen zum Aufpeppen langweiliger Fertiggerichte oder zum Übertünchen, wenn ein Lebensmittel etwas „drüber" ist. Anfangs wurde Glutamat überwiegend in der asiatischen Küche verwendet. Heute ist es in fast allen Fertigprodukten wie Tütensuppen, Tiefkühlgerichten oder Chips enthalten. Seit ein paar Jahren steht Glutamat im Verdacht, gesundheitsschädlich zu sein. Glutamat kann auch natürlich vorkommen und wird sogar vom menschlichen Körper als Botenstoff produziert. Das sind Dosen, mit denen der Körper umgehen kann. Alles, was darüber hinausgeht, ist bedenklich. Die Wissenschaft ist sich noch nicht einig über die Gefährlichkeit der Geschmacksverstärker. Die einen halten sie für harmlos. Ob hier die Industrie dahinter steckt? Ein Schelm, wer Böses dabei denkt. Die anderen sehen Glutamat für den Auslöser einiger Krankheiten wie dem China-Restaurant-Syndrom, Migräne oder Muskelschmerzen. Glutamat löst ein Hungergefühl und die „Lust auf mehr" aus. Es ist also kein Zufall, dass Du Deine Tüte Chips immer leer essen musst. Geschmacksverstärker stehen auch in Verdacht, mitverantwortlich für Alzheimer und Parkinson zu sein. Der Stoff überwindet die Blut-Gehirn-Schranke und wirkt wie ein Nervengift.

Das ist doch wirklich „umami", oder?

Egal wie gefährlich Geschmacksverstärker wirklich sind. Als einfache Regel kannst Du sagen:

Wo bereits Geschmack drin ist, muss man nichts verstärken!

Alles andere ist eigentlich zum Verzehr nicht geeignet. Doch es ist schwer, dem Zeug auszuweichen. Wie dem Zucker verpasst die Industrie dem Bösewicht Decknamen.

Hier die wichtigsten Pseudonyme:

E 620 Glutaminsäure	Gewürzaromenzubereitung
E 621 Natriumglutamat	Gewürzextrakte
E 622 Kaliumglutamat	Gekörnte Brühe
E 623 Calciumglutamat	Brühwürfel
E 624 Magnesiumglutamat	Fermentierter Weizen
E 625 Ammoniumglutamat	Sojasauce
Hefewürze	Sojaextrakte
Hefeextrakt	Aroma

Und alles mit Würze, Würz- oder Extrakt im Namen z.B.:

Würze, Würzstoff, Würzmittel, Speisewürze usw …

Hefeextrakt, Gewürzextrakt usw...

Das Kleingedruckte

Kennzeichnung von Lebensmitteln

„Gut lesbar" sollen die Inhaltsstoffe und Pflichtinformationen auf den Verpackungen stehen.

<small>Findest Du das noch gut lesbar - 9pt? Oder das hier- 8 pt? Wie wäre es hiermit - 6pt?</small>

Das sind durchaus gängige Schriftgrößen auf Verpackungen. Lesen kann man das nur noch mit einer Lupe.

Warum die Hersteller großen Wert darauf legen, dass Du nicht erkennen kannst, was drin ist? Es ist nicht immer drin, was Du vermutest. Oft genug wird Dir der Appetit vergehen, wenn Du Dir doch die Mühe machst, das Kleingedruckte zu lesen.

Wir wollen hier nicht tiefer einsteigen. Das würde den Rahmen des Ratgebers sprengen. Aber die wichtigsten Infos wollen wir Dir dennoch nicht vorenthalten.

Vom Gesetzgeber sind vorgeschrieben:
Verkehrsbezeichnung
Also der Name des Produktes
Zutatenverzeichnis
Eine Liste der Zutaten in absteigender Reihenfolge.

Die Zutat mit dem größten Gewichtsanteil steht oben, die mit dem niedrigsten unten.

Zusatzstoffe

Zusatzstoffe sind immer mit Ihrem Klassennamen angegeben. Das sind so schöne Namen wie: Geschmacksverstärker, Farbstoff, Säuerungsmittel, Antioxidationsmittel, usw.a

Daneben steht der Name oder die E-Nummer.

Hinweise für Allergiker

Sie müssen im Zutatenverzeichnis aufgelistet werden.

1. Eier
2. Erdnüsse
3. Fisch
4. Gluten
5. Krebstiere (z.B. Krabben)
6. Lupine
7. Milch (Laktose)

8. Schalenfrüchte
9. Sellerie
10. Senf
11. Sesam
12. Soja
13. Schwefeldioxid und Sulfite
14. Weichtiere (z.B. Muscheln)

Das Mindesthaltbarkeitsdatum oder das Verbrauchsdatum

Mindesthaltbarkeitsdatum (MHD): Bis zu diesem Datum bleibt das ungeöffnete Produkt mindestens genießbar.

Verbrauchsdatum: der letzte Tag, an das Produkt noch verzehrt werden kann.

Herstellerangaben

Name und Anschrift des Herstellers.

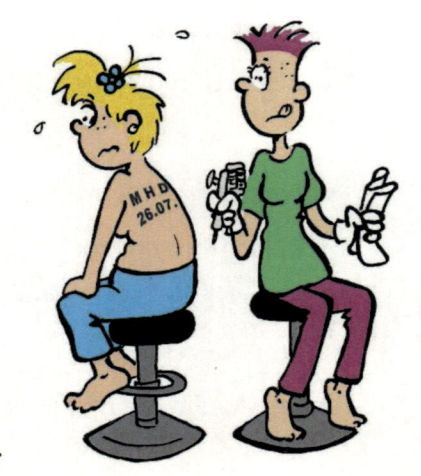

Für uns besonders wichtig sind die

Kalorien- und Nährwertangaben

Auf der Packung müssen neben den Kalorien auch die sechs Nährstoffe:

Fett, gesättigte Fettsäuren,

Kohlenhydrate, Zucker,

Eiweiß und Salz

angegeben werden.

Die Nährstoffgehalte gelten immer pro 100g oder 100ml. Zusätzlich sind oft auch die Werte für eine Portion (meist 30g) oder ein Glas (meist 250ml) angegeben.

Du darfst aber nicht vergessen, dass 100g rohe Nudeln oder Reis sich völlig unterscheiden von 100g gekochten Nudeln oder Reis! Koche einmal 100g rohe Nudeln und Du wirst Dich wundern, was davon noch übrig bleibt, wenn Du nach dem Kochen nochmal 100g abmisst!

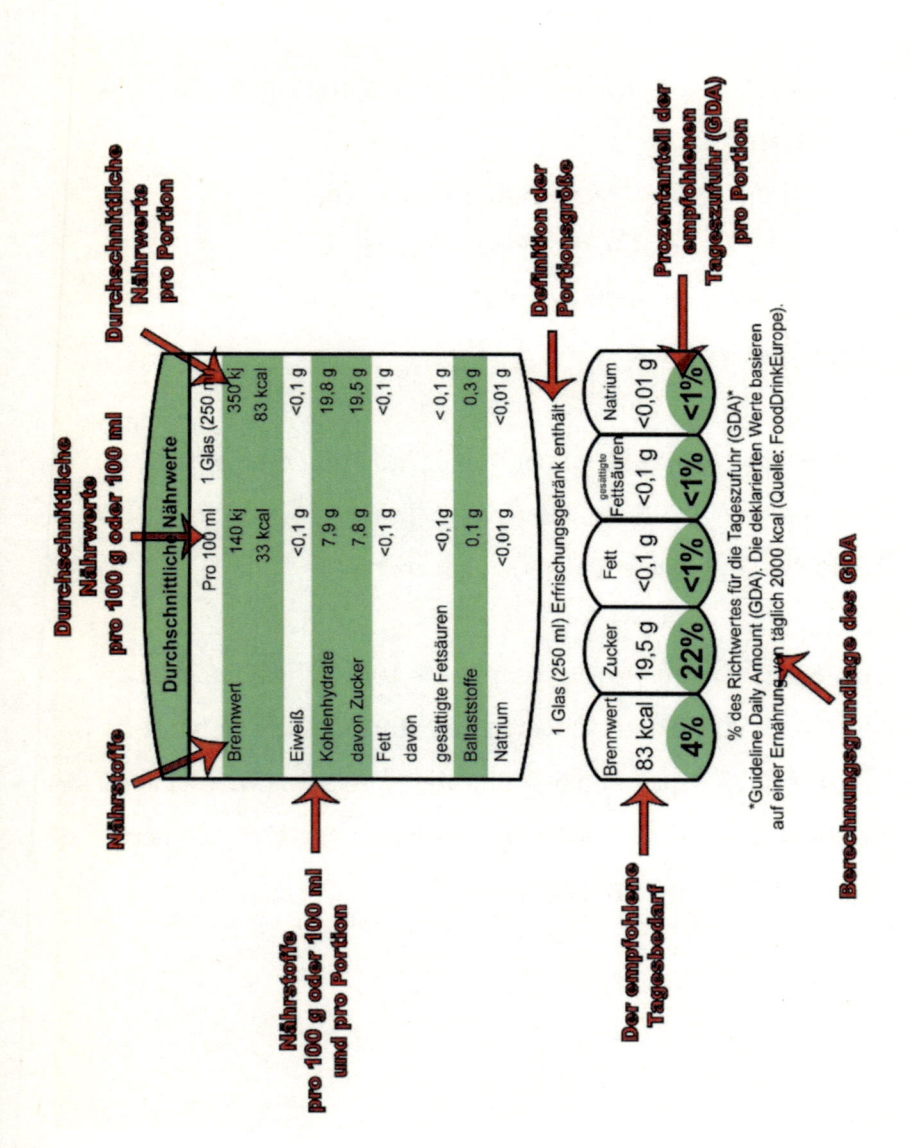

Du kennst ja den typischen Look der Nährwertangaben:

Nährstoffe

Durchschnittliche Nährwerte pro 100 g oder 100 ml

Durchschnittliche Nährwerte pro Portion

Definition der Portionsgröße

Prozentanteil der empfohlenen Tageszufuhr (GDA) pro Portion

Durchschnittliche Nährwerte

	Pro 100 ml	1 Glas (250 ml)
Brennwert	140 kj	350 kj
	33 kcal	83 kcal
Eiweiß	<0,1 g	<0,1 g
Kohlenhydrate	7,9 g	19,8 g
davon Zucker	7,8 g	19,5 g
Fett	<0,1 g	<0,1 g
davon gesättigte Fettsäuren	<0,1 g	<0,1 g
Ballaststoffe	0,1 g	0,3 g
Natrium	<0,01 g	<0,01 g

1 Glas (250 ml) Erfrischungsgetränk enthält

Brennwert	Zucker	Fett	gesättigte Fettsäuren	Natrium
83 kcal	19,5 g	<0,1 g	<0,1 g	<0,01 g
4%	22%	<1%	<1%	<1%

% des Richtwertes für die Tageszufuhr (GDA)*

*Guideline Daily Amount (GDA). Die deklarierten Werte basieren auf einer Ernährung von täglich 2000 kcal (Quelle: FoodDrinkEurope).

Nährstoffe pro 100 g oder 100 ml und pro Portion

Der empfohlene Tagesbedarf

Berechnungsgrundlage des GDA

Leider müssen wir auf eine Ampelkennzeichnung, wie sie z.B. von foodwatch gefordert wird, noch immer verzichten. Mit einer Ampel könntest Du auf einen Blick erkennen, wie hoch der Gehalt an ungesunden Zutaten ist und wie oft Du hier zugreifen solltest.

Rot — nur selten und wenig
Gelb — gelegentlich
Grün — greif zu!

Die Idee kommt aus Großbritannien. Dort gibt es die freiwillige Ampel schon länger. Die britische Lebensmittelbehörde Food Standards Agency FSA ein Modell entwickelt, dass dem Verbraucher simpel und auf einen Blick die enthaltenen Nährwerte zeigt. Der Wert richtet sich immer pro 100g oder 100ml. Die Industrie hält von der Ampelkennzeichnung gar nichts und konnte bislang auch die Politik davon „überzeugen" keine Ampel einzuführen. Warum wohl?

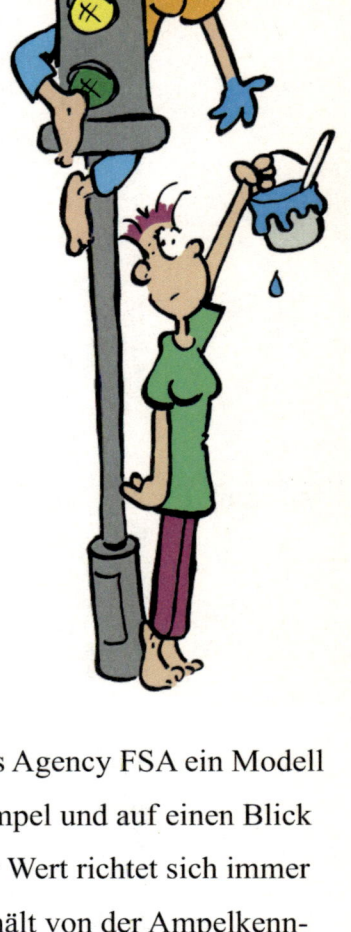

Staffelung für Lebensmittel:

🔴	Fett	> 20,0 g
	ges. Fettsäuren	> 5,0 g
	Zucker	> 12,5 g
	Salz	> 1,5 g
🟡	Fett	> 3,0 < 20,0 g
	ges. Fettsäuren	> 1,5 < 5,0 g
	Zucker	> 5,0 < 12,5 g
	Salz	> 0,3 < 1,5 g
🟢	Fett	< 3,0 g
	ges. Fettsäuren	< 1,5 g
	Zucker	< 5,0 g
	Salz	< 0,3 g

Staffelung für Getränke (pro 100 ml):

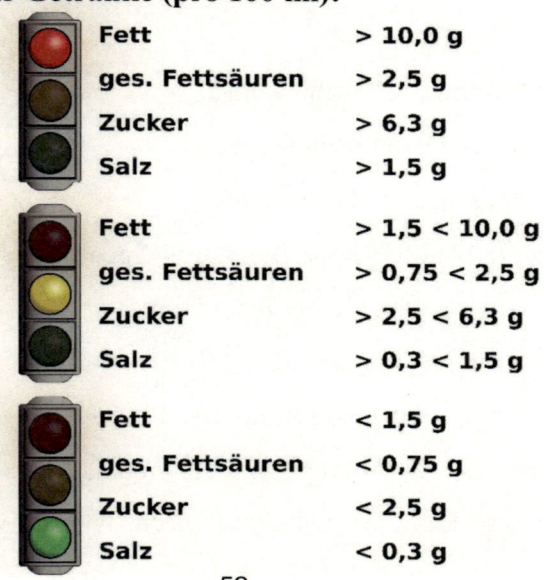

🔴	Fett	> 10,0 g
	ges. Fettsäuren	> 2,5 g
	Zucker	> 6,3 g
	Salz	> 1,5 g
🟡	Fett	> 1,5 < 10,0 g
	ges. Fettsäuren	> 0,75 < 2,5 g
	Zucker	> 2,5 < 6,3 g
	Salz	> 0,3 < 1,5 g
🟢	Fett	< 1,5 g
	ges. Fettsäuren	< 0,75 g
	Zucker	< 2,5 g
	Salz	< 0,3 g

Psyche – Säule 2

„Mens sana in corpore sano" oder doch eher „mens sana in campari soda?". Wie auch immer.

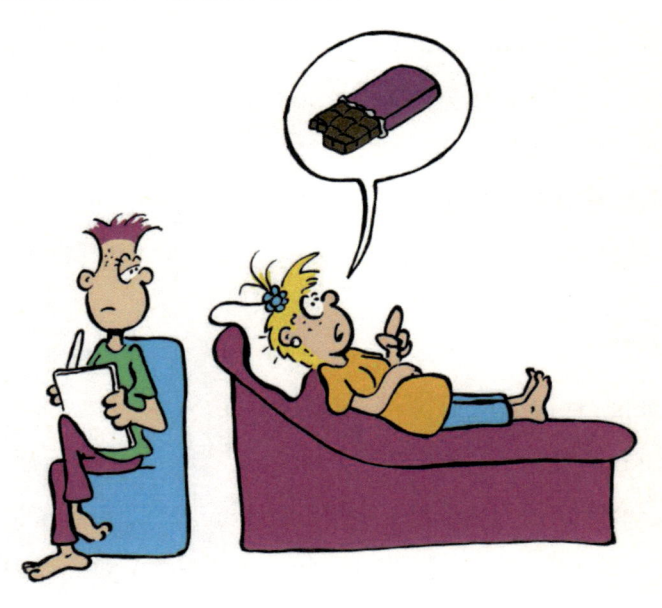

Wenn es dem Körper gut geht, dann geht es auch der Seele gut. Der Körper braucht Essen. Essen und Seele sind ebenfalls untrennbar miteinander verwoben. Nicht umsonst hat sich der Begriff „Soul Food" etabliert. Im Essen und in Deinem Essverhalten spiegelt sich der Zustand Deiner Seele bzw. Psyche wieder.
„Ich bin doch nicht bekloppt!". Denkst Du das auch, wenn es um das Thema Adipositas und Psyche geht? Dachten wir uns! Mit dieser faulen Ausrede versuchen sich viele

OP-KandidatInnen vor dem unvermeidlichen Gang zum Psychologen zu drücken. Nicht nur, dass der Psychologe ein fester Bestandteil des Multimodalen Konzeptes ist.
Der Psycho-Doc ist einer Deiner wichtigsten Partner für den Weg in Deine leichtere Zukunft! Mit ihm kannst Du bereits vor der OP klären, warum Du zu viel und das Falsche isst. Ja, ja, wir wissen ...Du isst doch gar nicht zu viel und das Falsche erst recht nicht und überhaupt ... und überhaupt, lies nochmal Dein Ernährungsprotokoll durch. Na, wer hat Recht? Na also!

Honeymoon

Die ersten zwei Jahre nach Deiner OP gelten als die sogenannte Honeymoon-Phase. Du siehst alles Rosa. Deine Kilos purzeln zum Zusehen. Du musst alle 3 Monate Deine Garderobe einmal komplett austauschen. Auf einmal wirst Du wahrgenommen. Die Menschen bejubeln Dich. „Oh, Du hast aber viel abgenommen!", „Du siehst ja toll aus!" usw. Klar genießt Du das. Das wäre ja auch merkwürdig, wenn Du Dich nicht geschmeichelt fühlen würdest. Sei stolz auf diesen Etappen-Erfolg. Du darfst Dich geschmeichelt fühlen. Du darfst es genießen! Aber Du musst Dich darauf gefasst machen, dass dieser Zustand nicht ewig hält. Irgendwann bist Du „normal". Für Deine Mitmenschen ist Deine Verwandlung jetzt ein gewohnter Anblick. Sie haben sich an Dein neues Äußeres gewöhnt. Die Komplimente nehmen ab – aber Du nicht mehr. Irgendwann kommt auch bei Dir der Moment, wenn Du "stehst". Dann hat sich Dein Körper vielleicht auf ein bestimmtes Gewicht eingependelt. Ab jetzt beginnt die Arbeit. Wo kurz vorher noch die Pfunde fast von alleine fielen, klappt es jetzt nur noch mit Disziplin und Bewegung. Dennoch ist Dein Wunschgewicht tatsächlich erreichbar. Du musst nur an Dich glauben und die Ärmel hochkrempeln. Ab jetzt bist Du allein für den weiteren Erfolg verantwortlich. Nach der Honeymoon-Phase kommt also zwangsläufig Frust. In dieser Zeit ist der regelmäßige Besuch einer Selbsthilfegruppe enorm wichtig. Du merkst, dass es nicht nur Dir so geht. Hinzu kommt, dass Deine Selbstwahrnehmung sich noch weit von Deinem tatsächlichen Äußeren unterscheidet. Du stehst vor dem Spiegel und denkst noch immer, Du bist dick. Im Klamottenladen greifst Du automatisch zu XL oder XXL, obwohl Du inzwischen locker M tragen könntest. Wirklich auffallen tut Dir Deine Veränderung nur bei so Kleinigkeiten wie Schuhbänder zubinden oder Fußnägel schneiden. Plötzlich kommst Du ohne Schwierigkeiten überall dran. Doch Dein Auge benötigt noch lange, bis Du Dich auch im Spiegel als dünn wahrnimmst. Um diesen Prozess zu beschleunigen, können Dir verschiedene Therapien helfen. Alles, was Deine Körperwahrnehmung fördert, ist gut. Beispielsweise Bewegungs-,

Tanz-, Entspannungs- oder Ergotherapie sind ideale Formen, die teilweise auch von den Kassen übernommen werden.

Schlank und krank?

Lange Zeit mussten adipöse Patienten hart um die Genehmigung für eine Magen-OP kämpfen. Lange gab es harte Auflagen der Krankenkassen. Ernährungsprotokoll. Pflicht. Psychotherapie. Pflicht. Selbsthilfegruppe. Pflicht. So sieht es eigentlich auch das sogenannte multimodale Modell vor. Eine Genehmigung erhält nur, wer sich ausreichend auf die Konsequenzen vorbereitet hat – basta.

Doch die Adipositas Chirurgie wurde chic. Plötzlich schießen „Adipositas Zentren" wie Pilze aus dem Boden. Längst haben findige Kliniken und Ärzte erkannt: Mit den Dicken kann man Geld verdienen. Was einst gut begann und eine Verbesserung der Lebensqualität und letzten Endes Lebensrettens sein sollte verkehrt sich gerade in das Gegenteil. Viel zu leichtfertig werden Magenoperationen von den Kassen genehmigt. Viel zu locker gehen manche Chirurgen mit der Nachsorge um.

Aber genau dies ist der wichtigste Punkt. Die Nachsorge. Der Kopf ist nicht operiert. Die Psyche ist noch immer „dick". Alte Verhaltensmuster sind aber nach einer Magenoperation nicht mehr mit dem neuen Leben kompatibel. Das Ventil „Essen" ist verschlossen und es gibt kein alternatives Ventil – zumindest nicht ohne Hilfe. Gibt es kein familiäres Netz oder kompetente Ansprechpartner, dann fallen die Patienten nach der OP oft in ein tiefes seelisches Loch. Ohne Hilfe kann dieses Loch zur Todesfalle werden.

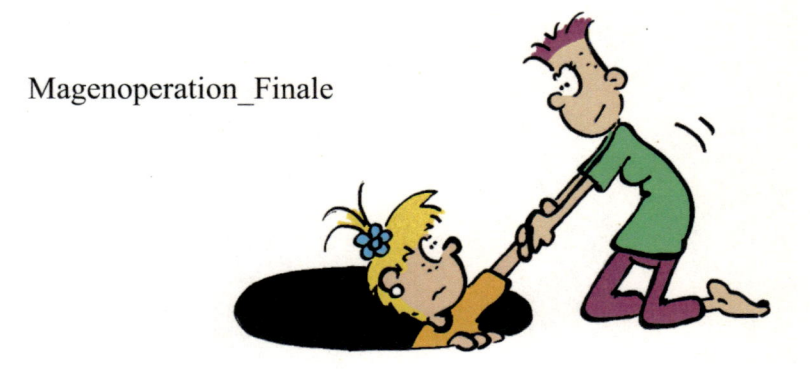

Magenoperation_Finale

Die Zahl an Suiziden nach Magenoperationen ist in den letzten Jahren sprunghaft gestiegen (ca. 3,5% aller Todesfälle nach bariatrischen Operationen sind auf Suizid zurückzuführen!). Operation gelungen Patient tot.

Auch werden die Patienten oft nicht ausreichend auf eine radikale Lifestyleänderung nach einer Operation vorbereitet. Du kannst und darfst nicht in Deinen alten Trott zurückfallen. Ebenso wenig wird dem Sport oder einfach nur der Bewegung genügend Aufmerksamkeit geschenkt. Viele Patienten vergessen oder ignorieren die Tatsache, dass eine Magenoperation nur eine Hilfe ist, eine Krücke, wenn man so will. Auf Dauer abnehmen musst Du schon allein – und dies geht nur, wenn Deine Seele, Ernährung und Bewegung im Einklang sind.

Warum Esse ich eigentlich?

Zusammen mit Deinem Therapeuten findest Du den Grund für die Ersatzhandlung „Essen" heraus. Ob Du nun aus Frust isst oder Du Deinen Lebensfaden verloren oder noch nicht gefunden hast, ob Du unerfüllte Wünsche hast oder es für etwas steht, was Du nicht kannst oder darfst. Erst wenn der Grund zumindest eingegrenzt ist, dann kann Deine innere Akzeptanz entstehen. Du wirst mit Dir selbst zufrieden, akzeptierst Dich so, wie Du bist. Nur so wirst Du Dein Ventil nicht mehr im Essen finden. Nur so gelingt der Start in Deine Zukunft nach der Magen-OP. Gelingt es nicht, oder kneifst Du vor einer Therapie, dann stehen Deine Chancen schlecht. Dann fällst Du sicher in Deine alten Verhaltensmuster zurück.

Der Schuss kann auch komplett „nach hinten losgehen". Deine Esssucht projizierst Du auf „Alternativen". Das kann übertriebener Sport sein, Alkohol-, Nikotin- oder Drogenmissbrauch oder eine andere Form der Essstörung. Es passiert regelmäßig, dass aus dem ehemaligen Volumenesser ein Magersüchtiger oder Bulimiker wird.

Es gibt Menschen, die Dich auf Deinem Weg unterstützen:

Psychotherapeut

Am besten ein Diplom Psychologe oder Psychiater. Du brauchst jemanden, der eine einschlägige Ausbildung durchlaufen hat und mit Dir die Gründe für Deine Situation herausfindet. So den Grund, warum Du isst.

Einzelkämpfer oder Netzwerk

Du kannst natürlich versuchen, als Einzelkämpfer diesen Weg zu gehen. Der einsame Wolf. Aber mal ehrlich, Du schafft das nicht alleine! Du brauchst zum einen Fachkräfte an der Hand, zum anderen Menschen um Dich, die es gut mit Dir meinen. Diese kannst Du in der Familie, bei Freunden oder in der Selbsthilfegruppe finden.

Partner, Familie und Freunde

Partner, Familie und Freunde sind für Dich wirklich (über-)lebenswichtig. Mit der Akzeptanz innerhalb Deiner Liebenden steht und fällt ein dauerhafter Erfolg. Deshalb musst Du sie von Anfang an in Deine Pläne einbinden. Nimm Deinen Partner oder ein anderes Familienmitglied mit zu den Arztbesuchen oder zur Selbsthilfegruppe. Nur so lernen sie Dich und die Konsequenzen Deiner Magen-OP kennen und verstehen. Falls Du nicht selbst kochst – wer achtet dann auf eine ausgewogene und gesunde Ernährung? Wer motiviert Dich zum Sport? Wer fängt Dich auf, wenn Du ein Tief hast? Dafür sind Freunde, Partner und Familie im Idealfall auch da! Es hilft niemanden, wenn Du Deine OP verschweigst.

Selbsthilfegruppe

Hier triffst Du Gleichgesinnte. Menschen, mit den gleichen Problemen, mit ähnlichen Erfahrungen, mit der gleichen OP-Methode. Hier wirst Du verstanden, ohne viel erklären zu müssen. Du wirst hier aufgefangen, wenn es nach der OP mal nicht so gut läuft. Oft bilden sich innerhalb der SHG auch Freundschaften. Leider meinen viele, die SHG ist nur dafür da, mir eine Teilnahme-Bestätigung für den Antrag auszufüllen. Sobald die OP genehmigt ist, lassen sie sich nicht mehr blicken. Doch gerade die Zeit nach der OP – und besonders die Zeit nach der sogenannten Honeymoon-Phase sind mit die wichtigsten Phasen, in denen man von einer Selbsthilfegruppe aufgefangen wird. Andere kommen nicht mehr zur Selbsthilfegruppe, weil sie sich schämen wieder zugenommen zu haben. Geht es noch? Wer sich jetzt wieder in sein Schneckenhaus zurückzieht, hat schon verloren. Wenn Du meinst, dass man Dich hier nicht versteht – wo denn dann?

Soziales Umfeld (Beruf, Nachbarn etc.)

Du solltest auch in Deinem Umfeld offen mit Deiner Magen-OP umgehen. Es wird Deine Mitmenschen verwirren, wenn Du nur noch kleine Portionen zu Dir nehmen kannst oder plötzlich joggst, von Deiner körperlichen Veränderung ganz zu schweigen. Deine Offenheit wird auch anderen Patienten helfen, weil damit auch ein wenig das Bild in der Öffentlichkeit korrigiert wird und das Verständnis steigt.

Motivation

Er kommt mit Sicherheit irgendwann wieder. Dein innerer Schweinehund. Wenn die Honeymoonphase vorbei ist. Wenn Dein Gewicht steht. Irgendwann wirst Du denken „was soll das alles". Dann läufst Du Gefahr in Deine alten Verhaltensmuster zurückzufallen. Was Du jetzt neben einer psychologischen Begleitung benötigst, ist Motivation.

Tschaka! Du schaffst es!

Nicht Lachen, das war ernst gemeint. Stell Dich vor den Spiegel und sag es Dir. Immer wieder. Wenn Du jetzt aufgibst, dann hast Du bereits verloren. Dabei hast Du doch schon viel erreicht. Überlege, ob Du Dir realistische Ziele gesetzt hast. Lässt Deine Konstitution oder Deine Gesundheit überhaupt diese Ziele zu? Hinterfrage die Anforderungen, die Du an Dich selbst stellst, kritisch. Es gibt viele Hürden wie Alter, Alltag, Umfeld oder Gesundheit auf dem Weg zu Deinem Endziel. Halte Dir immer vor Augen, wenn die Knochen es nicht zulassen, dann kann ich auch mit 70kg keinen Marathon laufen! Setzte Dir lieber kleine, realistische Etappenziele. Wenn Du eine Etappe erreicht hast, dann darfst Du Dich dafür auch belohnen. Aber nicht mit einem Festessen! Belohne Dich mit „Zeit für Dich". Nimm eine Auszeit, lies ein Buch, geh shoppen oder ins Kino. Sei ausnahmsweise mal gut zu Dir. Das nennt man auch Achtsamkeit.

Damit wären wir auch schon beim Thema. Achtsamkeit. Klingt gut, oder? „Aber ich pass doch auf, was ich esse!", wirst Du jetzt vielleicht denken. Aber damit hat Achtsamkeit nur am Rande etwas zu tun. Achtsamkeit bedeutet, dass Du auf das achtest, was um Dich herum geschieht, was mit Dir geschieht, was in Dir geschieht und auf das, was Du tust.

Wenn Dich der Jieper packt, dann halte Dich einen Moment zurück. Schließe Deine Augen und höre in Dich hinein. Frage Dich, WARUM Du das jetzt essen willst. Frage Dich, ob das jetzt sein muss. Frage Dich, ob das Dir jetzt gut tut oder eher schlecht für Dich ist. Achtsamkeit heißt, dass Du auf dich achtgeben sollst. Du kümmerst Dich zwar um Deine Lieben – aber was ist mit Dir?

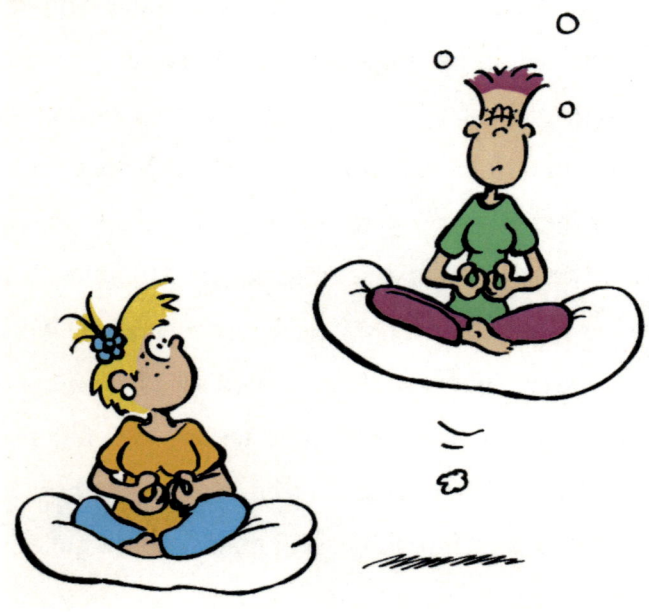

Für den Anfang, wie wäre es mit einer kleinen Übung?

Du setzt Dich bequem aber aufrecht hin. Schließe die Augen. Atme ein paar Mal tief ein und aus. Achte nun auf die Geräusche um Dich herum.

Was kannst Du hören? Was kannst Du identifizieren?

Konzentriere Dich nur auf Dein Gehör und lasse Dich nicht von irgendwelchen Gedanken ablenken. Sie dürfen kommen, aber lasse sie einfach weiterziehen. Du schenkst ihnen jetzt keine Beachtung. Du bist ganz bei Dir, Deiner Atmung und deinem Hörsinn.

Halte die Übung solange durch, wie es Dir gut tut.

Danach kehre wieder zurück. Öffne langsam die Augen, atme tief aus und Du bist wieder Hier und Jetzt.

Und? Hat sich was verändert? Bist Du erfrischt oder müde? Wie geht es Dir?

Siehst Du – schon geht es mit der Achtsamkeit weiter ...

Parallel zu Deinem Ernährungsprotokoll solltest Du auch ein Achtsamkeitsprotokoll führen. Wichtig ist, dass Du in dem Protokoll Deine Gefühle und Gedanken festhältst.

Musterprotokoll:

Uhrzeit	Was mache ich	Wie fühle ich mich	Was denke ich
09:00 Uhr	Esse Schokoriegel	Schlecht. Habe schlechtes Gewissen	Du Versager!
15:30 Uhr	Verzichte auf Kuchen zum Kaffee	Stolz	Gut gemacht!

Die Achtsamkeitsregel:

Wer achtsam ist ...
> **ist hier und jetzt – lebt also in der Gegenwart und nicht in Vergangenheit oder Zukunft**

Wer achtsam ist ...
> **ist zentriert – lässt sich nicht ablenken**

Wer achtsam ist ...
> **ist neutral – bewertet nicht und lässt sich nicht von Emotionen ablenken.**

Sport/Bewegung - Säule 3

„Sport? Bitte nicht!", wirst Du jetzt denken. Aber ohne Bewegung geht es nicht! Doch keine Angst! Du musst jetzt nicht damit Anfangen Marathon zu laufen, Seen zu durchschwimmen oder Triathlon zu machen. Was Dich aber nicht davon abhalten soll, das später in Angriff zu nehmen. Für den Anfang genügt es, dass Du Dich bewegst! Ein Spaziergang, Treppensteigen. Ein wenig Bewegung bekommt man immer und überall. „Aber ich komme doch schon ins Schnaufen, wenn ich die Treppe in den ersten Stock nehme!". Stimmt. Wenn Joey Kelly 40kg bis 70kg (das ist die durchschnittliche Abnahmemenge nach einer Magen-OP) mehr mit sich herumschleppen müsste, dann käme er auch nicht, ohne zu schnaufen in den ersten Stock.
Bevor Du loslegst, solltest Du erstmal abklären, was Dein Körper überhaupt zulässt. Deine erste Anlaufstelle sollte Dein Hausarzt sein. Doch nicht jeder Sport oder jede Bewegungsart ist gleich gut für alle geeignet. Bei bestimmten Problemen, die Bewegung im Weg stehen, solltest Du je nach Problem einen Facharzt aufsuchen. Internist, Sportmediziner, Orthopäde und Kardiologe sind nur ein Teil der Fachärzte, die Dir bei der Auswahl der für Dich richtigen Bewegungsart helfen können.

Ist geklärt, was Du Dir zumuten kannst, erforsche Deine persönlichen Vorlieben. Manche sind lieber im Wasser, andere gehen lieber spazieren, wieder andere finden eine Turnhalle ganz toll. Der eine ist lieber allein, die andere sportelt gerne in Gesellschaft.

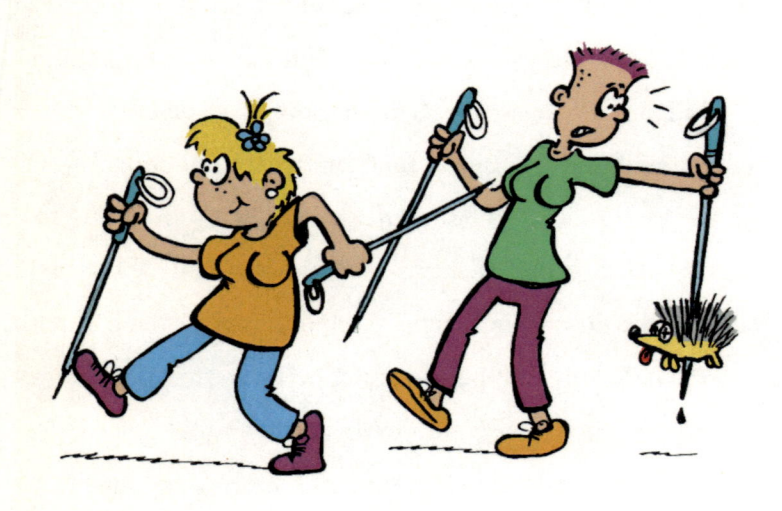

Hast Du diesen Check-up bestanden, kannst Du endlich damit anfangen, Bewegung in Dein Leben zu bringen.

Oft sind Deine Gelenke, Deine Kondition, Dein Muskelapparat und Deine Knochen durch das Übergewicht schwer in Mitleidenschaft gezogen. Es gilt herauszufinden, welche Arten an Bewegung die Richtigen für Dich sind. Nicht nur, dass sie auf Deine physischen Voraussetzungen abgestimmt sein müssen. Sie müssen sich auch in Deinen Alltag integrieren lassen. Wie sollst Du eine Stunde Schwimmen, wenn es kein geeignetes Bad in Deiner Nähe gibt? Ideal ist eine Kombination, die zum einen die Fettverbrennung anregt und zum anderen das Gewebe und die Muskeln festigt. Du darfst nämlich auch Dein Bindegewebe nicht vergessen. Je besser Du Dein Bindegewebe trainierst, umso weniger muss später der Schönheitschirurg bei der Wiederherstellungsoperation wegschnippeln.

Bereits 2003 hat die IASO (International Association for the Study of Obesity) für Adipöse eine tägliche mäßige körperliche Aktivität von 45 – 60 Minuten gefordert. Für ehemalige Adipöse wurden sogar 60 – 90 Minuten täglich gefordert um eine erneute Gewichtszunahme zu verhindern!

Perfekt geeignet sind Sport- und Bewegungsarten, die Deine Gelenke schonen. Langsam anfangen und dann nach und nach steigern. Das Wichtigste ist aber, dass Du Spaß an der Sache hast. Dann klappt das mit der Bewegung fast von selbst.

Was könnte etwas für Dich sein? Eine kleine Auswahl

Spazierengehen

Ein guter Anfang. Besser ein wenig Bewegung als gar keine!

Wandern

Spazierengehen 2.0! Frische Luft bringt den Kreislauf in Schwung und wirkt sich positiv auf deinen Muskelapparat aus.

Walking

Jogging Light. Deine Gelenke werden kaum belastet. Dafür hast Du fast nur positive Effekte auf Deine Gesundheit. Wenn es Dir peinlich ist, mit Stöcken zu laufen, dann lass sie einfach weg – obwohl sie wichtig für die Haltung sind

Schwimmen

DIE Sportart überhaupt! Gelenkschonend bringt Schwimmen mehr als Joggen oder Fitnessstudio! Ob Aquajogging, Wassergymnastik oder Rückenschwimmen. Es ist die einzige Bewegungsart, die wirklich etwas zur Hautstraffung beiträgt (an die Wiederherstellungs-OP denken!). Für jeden Fitness-Zustand ist etwas dabei. Es gibt auch immer öfters Sonderöffnungszeiten nur für Mollige. Also keine Ausreden das Wasser zu umgehen.

Radfahren

Auch wenn Du noch einiges auf den Rippen hast, kannst Du mit Radfahren anfangen. Es gibt im Fachhandel Räder, die stabiler sind als die Drahtesel aus dem Baumarkt. Deine Kondition wird gelenkschonend trainiert.

Ein kleines Rätsel:

Auf dem Boden liegt ein Stück Schokolade. Du bückst Dich danach und isst es. Was meinst Du, wie oft musst Du Dich genau so bücken, um das kleine Stückchen Schokolade wieder abzuarbeiten?

Einmal? Zweimal?

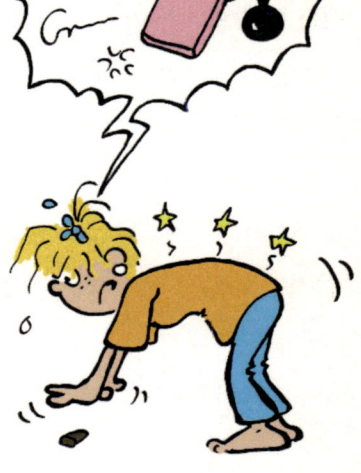

Falsch! 27 Mal -SIEBENUNDZWANZIG- Mal musst Du Dich bücken. Dann hast Du genügend Kalorien verbrannt um das eine Stückchen vergessen zu können. Na, jetzt schmeckt die Edelvollmilch nicht mehr ganz so lecker? Wenn Du Dich gar nicht im Griff hast und Du die ganze Tafel verputzt? Viel Spaß, dann musst Du Dich ungefähr 580-mal bücken, um diese Menge an Kalorien wieder zu verbrennen! Das solltest Du Dir immer vor Augen führen, wenn Dich mal wieder der Schoko-Jieper packt.

Der hat gut reden! Wirst Du jetzt sicherlich denken. Sitzt bequem vor seinem Notebook und schwingt große Reden über Bewegung. Stimmt! Aber irgendjemand muss diesen Ratgeber ja schreiben und außerdem geht's anschließend auf die WII. Wie? WII – für Spielekonsolen mit Bewegungserkennung gibt es wunderbare Workout-Spiele. Von Pilates über Zumba bis hin zu richtig heftigen Workouts. Der Vorteil ist, du bist zuhause ohne fremde Blicke, Du bekommst sofort ein Feedback über Deine Leistung (in Form von Punkten, virtuellen Pokalen usw.) und eine Statistik gibt es auch noch. In Verbindung mit einem Balance-Board (eine Art Stepper) kannst Du sogar Dein Gewicht und BMI kontrollieren (diese Dinger gibt auch in robuster Ausführung bis 150kg). Du siehst – es gibt keine Ausrede um sich nicht ein wenig zu bewegen!

Denk immer dran, jede Bewegung verbrennt auch Kalorien. Je mehr Du Dich bewegst, umso besser funktioniert auch Deine Verbrennung. So musst Du z.B. für 50g Kartoffelchips entweder 25 Minuten Joggen oder 26 Minuten Schwimmen oder 31 Minuten Walken. Ein Döner mit 300g verlangt dann schon 60 Minuten Joggen oder 73 Minuten Walken.

Damit Du eine Übersicht bekommst, wann, wo und wie Du Dich bewegst, kannst Du ein Bewegungsprotokoll führen. Noch ein Protokoll? Ja! Wie willst Du denn sonst die Übersicht behalten?

Beispielprotokoll:

Uhrzeit	Art der Bewegung	Dauer	Erschöpfung	So habe ich mich dabei gefühlt
10:30 Uhr	Nordic Walking	60 min	Mittel	Motiviert

Klar braucht Dein Motor Treibstoff zum Verbrennen, aber wie groß ist eigentlich Dein Treibstofftank?

Grundumsatz vs Leistungsumsatz

Der Grundumsatz ist die Menge an Kalorien, welche Dein Körper am Tag (24std) benötigt, um Deinen Motor im Ruhezustand in Gang zu halten.
Bei der Berechnung müssen auch so Dinge wie Alter, Geschlecht usw. berücksichtigt werden.

Mit der sogenannten "Harris-Benedict-Formel" kannst Du Deinen Grundumsatz berechnen:

Grundumsatz für Frauen:
Grundumsatz [kcal/24 h] = 655,1 + (9,6 * Körpergewicht [kg]) + (1,8 * Körpergröße [cm]) - (4,7 * Alter [Jahre])

Grundumsatz für Männer:
Grundumsatz [kcal/24 h] = 66,47 + (13,7 * Körpergewicht [kg]) + (5 * Körpergröße [cm]) - (6,8 * Alter [Jahre])

Der Grundumsatz ist nicht zu verwechseln mit dem

Leistungsumsatz

Der Leistungsumsatz ist die Menge an Kalorien, die Dein Körper am Tag (24std) benötigt, um Arbeiten zu können. Also die Energie, die auf den Grundumsatz noch oben darauf kommt.

Für die Berechnung brauchst Du verschiedene Faktoren, die für Deine Aktivität stehen. Also die Stunden, die Du aktiv warst, werden mit diesem Faktor multipliziert. Das Ergebnis teilst Du durch 24 (Stunden). Diesen Wert multiplizierst Du dann mit dem Grundumsatz. Herauskommt Dein durchschnittlicher Gesamtenergiebedarf.

Faktor	Aktivität
1.2	Sitzen oder Liegen
1.4-1.5	Sitzen
1.6-1.7	Sitzen, Gehen und Stehen
1.8-1.9	Hauptsächlich Stehen und Gehen
2.0-2.4	Körperlich anstrengende Arbeit

Bespiel:

Ein 48 jähriger Mann, Max Mustermann, 175 cm groß, 80 kg schwer. Sachbearbeiter.

Sein Grundumsatz berechnet sich so:
Mit einer sitzenden Bürotätigkeit hat er den Faktor 1.4.

*Grundumsatz [kcal/24 h] = 66,47 + (13,7 * 80kg + (5 * 175 cm) - (6,8 * 48 Jahre)*

Grundumsatz = 66,47 + (1096 + 875) − 326,4
Grundumsatz = 1711,07 kcal
Der Grundumsatz von Max beträgt also: 1711,07 kcal
Ist nicht wirklich viel, was?
Jetzt ermitteln wir noch den Leistungsumsatz unseres Schreibtischtäters.
Aktivstunden (Arbeit, Arbeitsweg, Haushalt, Einkaufen): 13 (Faktor 1,4)
*1,4 * 13 = 18,2*
Ruhestunden (Couch, Badewanne, Schlafen): 11 (Faktor 1,2)
*1,2 * 11 = 13,2*

(11,2 + 13,2) : 24 = 1,016
24,4 : 24 = 1,016
So, jetzt noch mit dem Grundumsatz:
*1,016 * 1711,07 kcal = 1739,59 kcal*

Knapp 1740 kcal darf unser Bürohengst maximal zu sich nehmen, wenn er nicht zunehmen will. Das ist nicht viel, wenn man bedenkt, dass ein BIG MAC schon 495 kcal hat ...

Und was, wenn unser Max sich bewegt?
Dann sieht das schon anders aus ...

Arbeitsstunden: 8 Stunden mit dem Faktor 1,4
*1,4 * 8 = 11,2*
Bewegung (mit dem Rad zur Arbeit und zurück): 2 Stunden, Faktor 1,8
*1,8 * 2 = 3,6*
Sport: 1 Stunde, Faktor 2,0
*2,0 * 1 = 2,0*
Schlafen, Ruhen: 13 Stunden, Faktor 1,2
*1,2 * 13 = 15,6*

Zusammen: 32,4
Durch 24 Stunden:
32,4 : 24 = 1,35
*1,35 * 1711,07 = 2309,94 kcal*

Ups! Kaum bewegt sich unser Max Mustermann und treibt auch noch täglich Sport, darf der doch tatsächlich über 500 kcal mehr zu sich nehmen. Na so was!

Das leidige Thema Kalorienzählen bleibt also noch immer höchst aktuell. Wenn Du unter Deinem Leistungsumsatz bleibst, solltest Du theoretisch zumindest nicht weiter zunehmen. Ausnahmen gibt es allerdings immer!

Nachsorge – Säule 4

Wiederherstellung

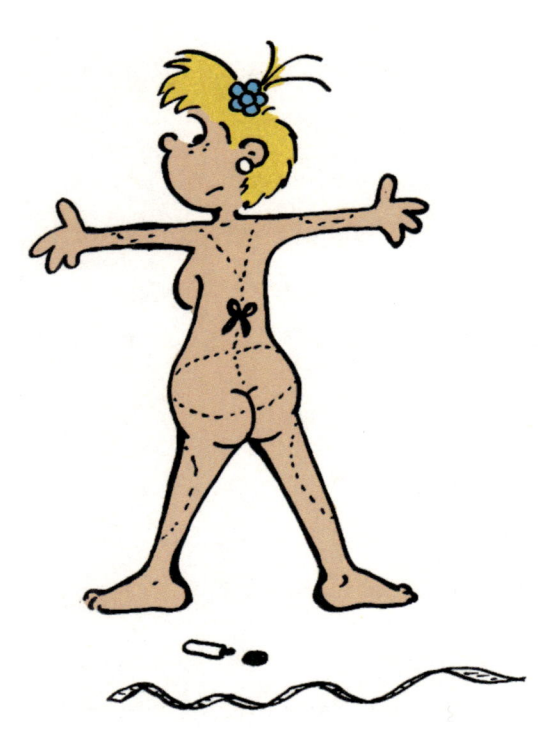

Du hast es geschafft! Du hast Dein Idealgewicht erreicht oder zumindest in erreichbarer Nähe. Du hast Deine Garderobe komplett ausgewechselt und traust Dich wieder unter die Menschen. Doch oft kommt das Gewebe nicht mit der Abnahme hinterher. Sicher kennst Du „Wackelarme" und „Fettschürze". Meist nur kosmetische Makel, können sie aber auch zum Problem werden. Entzündungen und Infektionen an den Falten sind keine Seltenheit. Spätestens dann ist es höchste Zeit für eine sogenannte Wiederherstellungs-Operation. Hierfür musst Du tatsächlich den Gang zum Schönheitschirurgen antreten. In den meisten Fällen wird die

Wiederherstellung von den Kassen übernommen. Das Ergebnis kann sich in der Regel im wahrsten Sinne des Wortes sehen lassen. Mit der überschüssigen Haut verlierst Du zusätzliche Kilos und Bauchumfang – also nochmal Klamotten kaufen ...

Probleme können Dir zum Beispiel die Wundheilung, die Nervenbahnen oder die Nähte machen - die Schnitte sind ja nicht gerade klein und es sind einige Quadratzentimeter Haut, die Dir fehlen. Spätestens jetzt ist der Zeitpunkt, an dem Du nicht mehr zunehmen solltest. Wenn Du jetzt über die Stränge schlägst, dann musst Du dich nicht wundern, wenn deine neue Haut ähnlich einer zu engen Hose reißt.

Medizinische Nachsorge

Du hast Deine OP? Du hast abgenommen? Und jetzt musst Du nichts mehr tun? Denkste! Du musst unbedingt regelmäßig zum TÜV. Idealerweise in der Klinik / Adipositas Zentrum, in der Du auch operiert wurdest. Durch die verringerte Nahrungsaufnahme, das veränderte Essverhalten oder auch durch die veränderte Verdauung (z.B. Bypass) kann es in Deinem Körper zu verschiedenen Engpässen kommen. Wichtig ist, dass Dein Vitaminstatus, Dein Blutbild und Dein Mineralstoffhaushalt kontrolliert werden, um Mangelerscheinungen vorzubeugen.

Auch Dein Schlauchmagen muss immer mal wieder kontrolliert werden, ob Du noch ganz dicht bist (Magenspiegelung!). Dein Band, ob es gut sitzt und Dein Bypass, ob alles noch an Ort und Stelle ist.

Selbsthilfe

Hilfe zur Selbsthilfe oder frei nach Maria Montessori: „Hilf mir es selbst zu tun".
In der Selbsthilfegruppe triffst Du auf Menschen mit ähnlichen Problemen. Dies ist ein geschützter Raum, in dem Ihr unter Euch seid! Erfahrungen werden ausgetauscht und Tipps sowie „Geheimnisse" rund um die Problematik weitergegeben. Nach den üblichen Selbsthilfegruppen Regeln wird auch nichts, was innerhalb der Gruppe besprochen wird nach Außen dringen! Klingt fast ein wenig wie ein Geheimbund? Naja, im Idealfall wird aus einer Selbsthilfegruppe eine verschworene Gemeinschaft, die sich gegenseitig stützt und unterstützt! Das ist wie gesagt der Idealfall. Leider gibt es aber auch Selbsthilfegruppen, die entweder zu einer Art Stammtisch oder zu einer reinen Infoveranstaltung verkommen.
Wie eine Gruppe „tickt" musst Du selbst herausfinden. Nur wenn man hingeht, weiß man, was einen erwartet. Oft sind die Gruppen an Adipositas Zentren bzw. Kliniken angegliedert.

Andere Gruppen sind unabhängig. In den meisten Fällen freut man sich über eine aktive Mitarbeit. Vielleicht ist das ja auch etwas für Dich.

Psychotherapie

Das Thema Psyche hatten wir schon ausführlich. Aber wir können es Dir gar nicht oft genug sagen. Gerade nach der Operation ist eine Psychotherapie enorm wichtig für Dich. Dein Körper verändert sich. Du wirst Dich verändern. Alte Muster funktionieren nicht mehr. Du musst in dieser Phase aufgefangen werden. Sonst kann es passieren, dass Du in ein emotionales Loch fällst!

Fazit/Abschluss

Eine Magenoperation ist ab einem BMI > 40 eine sinnvolle Maßnahme. Sinnvoll dann, wenn bestimmte Regeln eingehalten werden. Hältst Du Dich an diese Regeln, dann hast Du eine gute Chance darauf, das Ruder Deines Lebensschiffes nochmal herumzureißen. Wir bekommen nichts geschenkt. Aber wir bekommen Chancen. Chancen, die genutzt werden wollen und müssen. Aber dafür müssen wir etwas tun. Du musst Dein Leben einmal auf den Kopf stellen. Du musst Dich nicht nur äußerlich verändern. Dein Inneres muss verändert werden. Eine komplette Lifestyleänderung steht Dir bevor. Gewohntes wird Dir abhandenkommen. Vermeintliche Freunde werden sich zurückziehen. Übrig bleiben die Menschen, die es ehrlich mit Dir meinen. Auf alle anderen kannst Du getrost verzichten. Wie auf Süßigkeiten. Sie tun Dir nicht gut. Also lasse Dich auf das Abenteuer Deines Lebens ein. Bereite Dich gut darauf vor und denke auch an die (wichtigere) Zeit nach einer OP. Nutze alle Hilfen, die Dir geboten werden. Geh zur Selbsthilfegruppe, geh zur Psychotherapie, geh zur Nachsorge und vor allem – geh achtsam mit Dir um. So, und nur so wirst Du auf Dauer Erfolg haben.

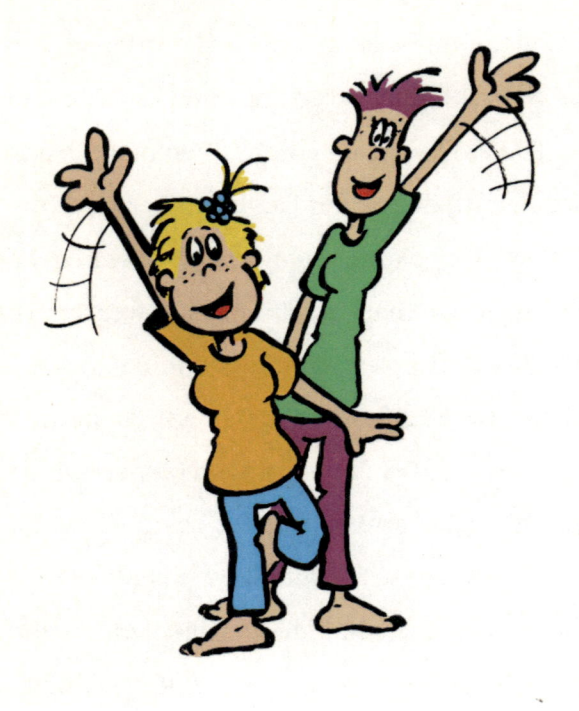

Ratschläge und Tipps

Literatur

Leider kann es sein, dass das eine oder andere Buch bereits vergriffen ist. In Online-Antiquariaten hast Du aber noch die Chance ein Exemplar zu ergattern.

Ratgeber Übergewicht – Informationen für Betroffene und Angehörige
Volker Pudel
Hogrefe Verlag GmbH & Co. KG
2009
ISBN: 978-3-8017-2267-8

Neue Chancen bei Adipositas – Magenband, Magenbypass und Magenschrittmacher
Prof. Dr. med. Rudolf Weiner
TRIAS Verlag
2002
ISBN: 978-3-8304-3049-3

Ernährung vor und nach bariatrischen Operationen – Ein Ratgeber für Betroffene
Claudia Paul

Deutscher Ärzte-Verlag
2013
ISBN: 978-3-7691-1308-2

Das Kalorien-Nährwert-Lexikon
Sven-David Müller, Katrin Raschke
Schlütersche Verlagsgesellschaft
2004
ISBN: 978-3-89993-509-8

Richtig einkaufen ohne Glutamat
Hans-Helmut Martin
TRIAS Verlag
2012

Schlank durch Achtsamkeit
Ronald Pierre Schweppe
systemed Verlag
2012
ISBN: 978-3-942772-00-6

Das egoistische Gehirn
Achim Peters
Ullstein Verlag
2012
ISBN: 978-3-548-37441-3

Mythos Übergewicht
Achim Peters
C. Bertelsmann Verlag
2013
ISBN: 978-3-570-10149-0

Satt essen und abnehmen
Prof. Dr. V. Schusdzierra
UBM Medica
2012
ISBN: 978-3-87360-072-0

Adressen

Klinken

(eine Auswahl der Ballungszentren! Wir erheben keinen Anspruch auf Vollständigkeit!)

Adipositas Zentrum München
Chirurgische Klinik München Bogenhausen
Prof. Dr. Thomas Hüttl
Dr. Michael Kramer
Denninger Str. 15
D-81679 München

Tel:	0 89 / 9 27 94 16 02
Fax:	0 89 / 9 27 94 16 03
E-Mail:	chirurgie@chkmb.de
Web:	www.chkmb.de

Krankenhaus Sachsenhausen
Exzellenzzentrum für Adipositas- und metabolische Chirurgie
Prof. Dr. med. Rudolf Weiner
Schulstr. 31
60594 Frankfurt/Main

Tel:	0 69/ 66 05 11 31
Fax:	0 69 / 66 05 29 11 31
Web:	www.khs-ffm.de

Universitätsklinikum Hamburg-Eppendorf
Klinik für Allgemein-, Viszeral- und Thoraxchirurgie
PD Dr. med. Oliver Mann
Martinistr. 52
20246 Hamburg
Tel: 0 40 / 7 41 05 44 03
Fax: 0 40 / 7 41 05 24 01
E-Mail: omann(at)uke.de
Web: www.uke.de

Charité - Campus Mitte
Zentrum für Adipositas- und metabolische Chirurgie
Prof. Dr. med. Jürgen Ordemann
Charitéplatz 1
10117 Berlin
Tel: 0 30 / 4 50 52 20 39
Fax: 0 30 / 4 50 52 21 52
E-Mail: juergen.ordemann@charite.de
Web: www.adipositaszentrum-berlin.de/

Universitätsklinikum Leipzig

Klinik und Poliklinik für Viszeral-, Transplantations-, Thorax- und Gefäßchirurgie

PD Dr. med. Arne Dietrich

Liebigstr. 20

04103 Leipzig

Tel: 0 3 41 / 9 71 72 00

Fax: 0 3 41 / 9 71 72 09

E-Mail: arne.dietrich@uniklinik-leipzig.de

Web: www.uniklinikum-leipzig.de/

Adipositas Zentrum Rhein Ruhr

St. Martinus-Krankenhaus

Abteilung für Allgemein- und Viszeralchirurgie

Dr. med. Matthias Schlensak

Gladbacher Str. 26

40219 Düsseldorf

Tel: 0 2 11 / 9 17 14 17

Fax: 0 2 11 / 9 17 21 14 17

E-Mail: m.schlensak@martinus-duesseldorf.de

Web: www.adipositaszentrum-rheinruhr.de

Universitätsklinikum Tübingen

Universitätsklinik für Allgemein, Viszeral- und Transplantationschirurgie

Prof. Dr. med. Alfred Königsrainer

Hoppe-Seyler-Str. 3

72076 Tübingen

Tel: 0 70 71 / 2 98 66 20

Fax: 0 70 71 / 29 55 88

E-Mail: alfred.koenigsrainer@med.uni-tuebingen.de

Web: www.medizin.uni-tuebingen.de/allgemeine-chirurgie/

Organisationen

Gesellschaft gegen Gewichtsdiskriminierung (GgG) e.V.

Postfach 192063

14009 Berlin

E-Mail: info@gewichtsdiskriminierung.de

Web: www.gewichtsdiskriminierung.de

IfB Leipzig

Integriertes Forschungs- und Behandlungszentrum Adipositas Erkrankungen

Philipp-Rosenthal-Str. 27 (Rotes Haus, M)

04103 Leipzig

Tel:	0 3 41 / 9 71 59 40
Fax:	0 3 41 / 9 71 59 49
E-Mail:	ifb@ifb-adipositas.de
Web:	www.ifb-adipositas.de

Deutsche Gesellschaft für Ernährung e. V.

Godesberger Allee 18

53175 Bonn

Tel:	0 2 28 / 3 77 66 00
Fax:	0 2 28 / 3 77 68 00
Web:	www.dge.de

Bundesgesundheitsministerium

Rochusstraße 1

53123 Bonn

Tel:	0 2 28 / 99 44 10
Fax:	0 2 28 / 9 94 41 19 21
E-Mail:	info@bmg.bund.de
Web:	www.bundesgesundheitsministerium.de

Glossar

Adipositas Chronische Erkrankung mit erhöhtem Morbiditäts- und Mortalitätsrisiko. Ab einem BMI >30 spricht man von Adipositas.

Bariatrische Chirurgie chirurgische Behandlungsmöglichkeiten der Adipositas. z.B. Magenband, Sleeve etc.

BMI Body Mass Index. Wert, der sich aus Körpergröße und Körpergewicht errechnet.

Grundumsatz Energieumsatz des Körpers im Ruhezustand:

Honeymoon Phase Phase psychischer Hochstimmung nach erfolgreicher Abnahme in Folge einer Magenoperation.

Leistungsumsatz Energieumsatz des Körpers bei

Aktivität:

Mangenballon	Nichtoperatives Verfahren. Der Magenballon ist ein mit Flüssigkeit gefüllter Silikonballon, der in den Magen eingesetzt wird.
Magenband	Operatives Verfahren. Der Magen wird mit einem Band umgeben. Durch einen „Port" kann der Arzt das Band mittels Flüssigkeit enger oder weiter stellen.
Magenbypass	Operatives Verfahren. Die aufgenommene Nahrung wird um den Magen umgeleitet und landet direkt im Darm.
Port	Vorrichtung zum Befüllen oder Entleeren eines Magenbandes. Der Port wird operativ unter der Bauchdecke angebracht.

Schlauchmagen	Operatives Verfahren. Ein Großteil des Magens wird entfernt. Zurück bleibt ein kleiner schlauchförmiger Restmagen.

Quellen

- Focus Online
- Stern
- Spiegel-Online
- Zeit
- http://www.zentrum-der-gesundheit.de
- Deutsche Gesellschaft für Ernährung
- Wikipedia
- AOK
- Adipositas Zentrum München
- ZEP, München
- Adipositas Selbsthilfegruppe Oberland
- Süddeutsche
- Deutsche Gesellschaft für Sportmedizin und Prävention
- IASO - International Association for the Study of Obesity
- IFB Leipzig

Die 10 Light-Sätze – Liste für die Tasche

Die 10 Light-Sätze

1. Mehr als 150 kcal auf 100g = Finger weg!
2. Glutamat = böse
3. Zucker = böse
4. Süßstoff = böse
5. Wenn der Jieper kommt, erstmal 15 Minuten warten, bevor Du zum Kühlschrank gehst. Oft geht das Hüngerchen dann von selbst weg.
6. Gleichzeitiges Essen und Trinken kommt nicht gut!
7. Trinke immer dann, wenn es möglich ist. Sonst kommst DU nie auf Deine 2 Liter am Tag.
8. Belohne Dich nie mit Essen!
9. Die Anderen sind egal!
10. Sei Achtsam mit Dir!